中西医结合骨伤科学

王纪坤　曹南娟　刘祖振◎主编

国家一级出版社　中国纺织出版社　全国百佳图书出版单位

图书在版编目（CIP）数据

中西医结合骨伤科学 / 王纪坤，曹南娟，刘祖振主编. -- 北京：中国纺织出版社，2018.11
ISBN 978-7-5180-5610-1

Ⅰ. ①中… Ⅱ. ①王… ②曹… ③刘… Ⅲ. ①骨损伤—中西医结合疗法 Ⅳ. ①R683.05

中国版本图书馆CIP数据核字（2018）第260901号

策划编辑：樊雅莉　　责任校对：王花妮　　责任印制：王艳丽

中国纺织出版社出版发行

地址：北京市朝阳区百子湾东里A407号楼　邮政编码：100124

销售电话：010—67004422　传真：010—87155801

http: //www.c-textilep. com

E-mail: faxing@c-textilep. com

中国纺织出版社天猫旗舰店

官方微博http://weibo.com/2119887771

北京市密东印刷有限公司印刷　　各地新华书店经销

2018年11月第1版第1次印刷

开本：710×1000　1/16　印张：9.75

字数：188千字　　定价：58.00元

前　言

中西医结合骨伤科学是运用中医学、现代医学理论和技术研究防治人体骨关节及其周围软组织损伤的一门学科。近年来，随着我国城市化建设及交通事业的发展，社会人口老龄化，筋伤、骨折及骨与软组织的退行性疾病的发病率日益增高，因此我们组织多名骨伤科专家编写了《中西医结合骨伤科学》一书，以适应当前中西医结合事业发展的需要。

本书主要介绍了骨折、脱位、筋伤、骨病、创伤急救的病因病机，诊断和中西医结合的治疗方法。本书简明扼要，系统全面，重点突出，理论与实践并重，结构严密，文字流畅，临床实用性和指导性强，希望对从事骨科的临床工作者提供帮助。

本书编写过程中，参阅了大量相关专业文献书籍，在此对相关作者一并表示感谢。由于编写经验不足，加之时间仓促，疏漏或不足之处在所难免，希望诸位同道不吝批评指正，以期再版时予以改进、提高，使之逐步完善。

编　者

2018 年 12 月

目　录

第一章　骨折

第一节　上肢骨折

上肢以上臂和前臂为杠杆，各关节为运动枢纽，通过手部操作而体现其功能。因此，对上肢功能的要求灵活性高于稳定性。治疗上，必须重视手部早期功能锻炼，固定时间一般较下肢略为缩短，不宜过长。

一、锁骨骨折

锁骨是有两个弯曲的长骨，位置表浅，呈“∽”形，内侧段前凸，有胸锁乳突肌和胸大肌附着，外侧段后突，有三角肌和斜方肌附着。锁骨桥架于胸骨与肩峰之间，是肩胛带同上肢与躯干间的骨性联系。锁骨骨折是较为常见的骨损伤之一，多发生在锁骨中 1/3 及中外 1/3 处，以儿童及青壮年多见。

【病因病机】

多因肩部外侧或手掌先着地跌倒，外力经肩锁关节传至锁骨而发生，以短斜形骨折为多。骨折后，内侧段可因胸锁乳突肌的牵拉向后上方移位，外侧段则由于上肢的重力和胸大肌牵拉而向前下方移位。

直接暴力多引起横断或粉碎性骨折，临床较少见。骨折严重移位时，锁骨后方的臂丛神经和锁骨下动、静脉可能合并损伤。

【临床表现】

骨折后局部肌肉痉挛、肿胀、疼痛、压痛均较明显，可摸到移位的骨折端。患肩向内、向下、向前倾斜，患者常以健手托着患侧肘部，以减轻上肢重量牵拉，头向患侧倾斜，下颌偏向健侧，使胸锁乳突肌松弛而减少疼痛。幼年患者缺乏自诉能力且锁骨部皮下脂肪丰厚，不易触摸，尤其是青枝骨折，临床表现不明显，但在穿衣、上提其手或从腋下托起时，会因疼痛加重而啼哭。

【诊断要点】

1.病史

有外伤史，间接暴力多见。

2.症状

锁骨部疼痛、肿胀，肩部活动受限。

3.体征

局限性压痛，纵轴叩击痛，骨擦音，畸形；合并有血管神经损伤者上肢血运、运动及感觉异常。

4.辅助检查

肩关节正位、穿胸位 X 线检查，必要时加照腋位和肩胛骨切位，粉碎性骨折或肩关节活动困难者可行 CT 三维重建，疑有血管损伤者可进行彩超检查。

【治疗】

幼儿无移位锁骨骨折或青枝骨折可用三角巾悬吊患侧上肢。有移位骨折，虽可设法使其复位，但实际上没有很好的方法维持复位，最终锁骨总要残留一定的畸形。外形虽不雅观，但一般不影响肩关节的功能。婴幼儿由于骨塑形能力强，一般的畸形在发育中可自行矫正，没必要为取得解剖复位而反复整复。有移位骨折可按以下方法治疗。

1.整复方法

患者坐位，挺胸抬头，双手叉腰，术者将膝部顶住患者背部正中，双手握其两肩外侧，向背侧徐徐牵引，使之挺胸伸肩，此时骨折移位即可复位或改善，如仍有侧方移位，可用提按手法矫正。

2.固定方法

(1)一般固定法：

①“∞”字绷带固定法：在两腋下各置棉垫，用绷带从患侧肩后经腋下，绕过肩前上方，横过背部，经对侧腋下，绕过对侧肩前上方，绕回背部至患侧腋下，包绕8～12层。包扎后，用三角巾悬吊患肢于胸前。

②双圈固定法：患者坐位，选择大小合适的纱布棉圈，分别套在患者的两肩上，胸前用布条平锁骨系于双圈上，然后在背后拉紧双圈，迫使两肩后伸，用布条分别在两圈的上下方系牢，最后在患侧腋窝部的圈外再加缠棉垫 1～2 个，加大肩外展，利用肩下垂之力，维持骨折对位。一般需固定 4 周，粉碎性骨折可延长固定至 6 周。大多数病例均可达骨折愈合。

(2)经皮穿针内固定：克氏针内固定创伤小，因为它允许有限的暴露和减少软组织损伤。其方法是患者取仰卧位，头旋向健侧。局麻，常规消毒铺巾。在X线电视监视下，用两指捏住锁骨内侧段。由外侧折段的骨折面进髓腔，向外打出肩部，然后将针退出折面，复位，再顺行打入。针后端形成直角，截除多余段，残端埋入皮下。在锁骨内侧3～4cm区域，其下方有重要神经、血管束，为穿针危险区。在X线电视监视下，自锁骨内侧端骨隆起处向外穿针能安全避过此危险区。但是克氏针固定不牢靠，且容易出现克氏针折弯。

3.手术疗法

尽管对于大部分锁骨骨折非手术方法具有很高的愈合率，可是严重移位、高度粉碎及短缩大于2cm的骨折患者对于采用保守治疗的疗效并不满意。在某些特定的情况下，手术固定被认为可达到更好的临床效果，同时可以减少保守治疗的痛苦。

(1)适应证：合并有锁骨下神经、血管损伤；开放性骨折；粉碎性骨折，尤其同一肢体多发骨折，锁骨畸形愈合或者不愈合而合并有症状者。

(2)手术选择：对锁骨骨折采用切开复位内固定术应十分慎重，并应注意减少手术的创伤和骨膜的剥离范围。可采用螺丝钉内固定、接骨板内固定、记忆合金环抱器固定等。目前锁骨使用钛质弹性髓内钉(TEN)初步效果良好，肩关节功能显著改善，对于粉碎性骨折，还是以接骨板固定为佳。

4.药物治疗

初期宜活血祛瘀、消肿止痛，可内服活血止痛汤，外敷接骨止痛膏；中期宜接骨续筋，内服可选用新伤续断汤、肢伤二方，外敷接骨续筋药膏；中年以上患者，易因气血虚弱，血不荣筋，并发肩关节周围炎，故后期宜着重养气血、补肝肾、壮筋骨，可内服六味地黄丸，外贴坚骨壮筋膏。儿童患者骨折愈合迅速，如无兼症，后期不必用药。

5.功能锻炼

初期可做腕、肘关节屈伸活动，中后期逐渐做肩部功能锻炼，重点是肩外展和旋转运动，防止肩关节因固定时间太长而致功能受限制。当X线片显示骨折愈合时，一般在伤后6～8周，允许进行抗阻力活动和强化训练。

【预后与调护】

锁骨骨折愈合较快，一般预后好。固定期间要经常检查骨折对位情况，防止骨折发生再移位。睡眠时需平卧免枕，肩胛间垫高，以保持双肩后仰，有利于维持骨折复位。固定期间如发现上肢神经或血管受压症状或绷带松动，应及时调整绷带松紧度。

二、肱骨外科颈骨折

肱骨外科颈位于解剖颈下 2～3cm，相当于大、小结节下缘与肱骨干的交界处，为疏松骨质和致密骨质交界处，常易发生骨折，而肱骨解剖颈很短，骨折较罕见。紧靠肱骨外科颈内侧有腋神经向后进入三角肌内，臂丛神经、腋动静脉通过腋窝，严重移位骨折时可合并神经血管损伤。

【病因病机】

多因跌倒时手掌或肘部先着地，传达暴力所引起，若上臂在外展位则为外展型骨折，若上臂在内收位则为内收型骨折。以老年人较多见，女性发病率高，亦可发生于儿童与成人。临床常见以下 3 种类型：

1.外展型骨折

受外展传达暴力所致。断端外侧嵌插而内侧分离，多向前、向内侧突起成角。有时远端向内侧移位，常伴有肱骨大结节撕脱骨折。

2.内收型骨折

受内收传达暴力所致。断端外侧分离而内侧嵌插，向外侧突起成角。

3.肱骨外科颈骨折合并肩关节脱位

受外展外旋传达暴力所致。若暴力继续作用于肱骨头，可引起前下方脱位，有时肱骨头受喙突、肩盂或关节囊的阻滞得不到整复，关节面向内下，骨折面向外上，位于远端的内侧。临床较少见，若处理不当，常容易造成患肢严重的功能障碍。

肱骨外科颈骨折是接近关节的骨折，周围肌肉比较发达，肩关节的关节囊和韧带比较松弛，骨折后容易发生软组织粘连，或结节间沟不平滑。中年以上患者，易并发肱二头肌长头肌腱炎、冈上肌腱炎或肩关节周围炎。

【临床表现】

手或肘撑地，或肩部直接受暴力打击，肩部疼痛，淤肿明显，活动受限。检查见肩部肿胀或畸形，肩周压痛，有时可触及骨擦音或骨擦感，纵轴叩击痛，检查桡动脉搏动及上肢运动感觉，了解有无血管神经损伤。

【诊断要点】

1.病史

有外伤史，间接暴力多见。

2.症状

肩部疼痛、肿胀，上臂内侧可见瘀斑，活动受限。

3.体征

局限性压痛，纵轴叩击痛，骨擦音，畸形；合并有血管神经损伤者上肢血运、运动及感觉异常。

4.辅助检查

肩关节正位、穿胸侧位（或外展侧位）X线检查，必要时加照腋位和肩胛骨切位可确定骨折类型及移位情况，粉碎性骨折或肩关节活动困难者可行CT三维重建，疑有血管损伤者可行彩超检查。

【治疗】

无移位的骨折、稳定骨折，仅用三角巾悬吊患肢1～2周即可开始活动。有移位骨折需进行手法复位。合并脱位时，先整复脱位，后整复骨折。若合并有血管神经损伤者则选用手术治疗。

1.整复方法

患者坐位或卧位，一助手用布带绕过腋窝向上提拉，屈肘90°，前臂中立位，另一助手握其肘部，沿肱骨纵轴方向牵拉，纠正缩短移位，然后根据不同类型再采用不同的复位方法。

(1)外展型骨折：术者双手握骨折部，两拇指按于骨折近端的外侧，其他各指环抱骨折远端的内侧向外端提，助手同时在牵拉下内收其上臂即可复位。

(2)内收型骨折：术者两拇指压住骨折部向内推，其他四指使远端外展，助手在牵引下将上臂外展即可复位。如成角畸形过大，还可继续将上臂上举过头顶：此时术者立于患者前外侧，用两拇指推挤远端，其他四指挤按成角突出处，如有骨擦感，断端相互抵触，则表示成角畸形矫正。对合并肩关节脱位者，有些可先整复骨折，然后用手法推送肱骨头；亦可先持续牵引，使肩盂间隙加大，纳入肱骨头，然后整复骨折。

2.固定方法

在助手维持牵引下，将棉垫3～4个放于骨折部的周围，短夹板放在内侧，若内收型骨折，大头垫应放在肱骨内上髁的上部；若外展型骨折，大头垫应顶住腋窝部，并在成角突起处放一平垫，三块长夹板分别放在上臂前、后、外侧，用三条扎带将夹板捆紧，然后用长布带绕过对侧腋下用棉花垫好打结。

对移位明显的内收型骨折，除夹板固定外，尚可配合皮肤牵引3周，肩关节置于外展前屈位，其角度视移位程度而定。

3.手术疗法

治疗目的是重建无痛的功能正常的肩关节。

(1)适应证:对手法复位不满意,骨折块向外移位或残留不同程度的旋转畸形;整复失败,或固定过程中发生再移位者。

(2)手术选择:闭合复位经皮螺纹钉固定,切开复位内固定或肱骨头置换术。在制订手术计划时必须考虑患者的骨折严重程度,骨量,肩袖的状况,患者的年龄、活动量及健康状况。对生活质量要求较低或存在严重的内科疾病(如痴呆)的患者应选择非手术治疗。

4.药物治疗

初期宜活血祛瘀、消肿止痛,内服可选用和营止痛汤、活血止痛汤、肢伤一方加减,外敷消瘀止痛药膏、双柏散;老年患者则因其气血虚弱,血不荣筋,易致肌肉萎缩,关节不利,故在中后期宜养气血、壮筋骨、补肝肾,还应加用舒筋活络、通利关节的药物,内服可选用接骨丹、生血补髓汤或肢伤三方加减,外敷接骨续筋膏和接骨膏等。解除固定后可选用海桐皮汤、骨科外洗一方、骨科外洗二方熏洗。

5.功能锻炼

初期先让患者进行握拳,屈伸肘、腕关节,舒缩上肢肌肉等活动,3 周后练习肩关节各方向活动,活动范围应循序渐进,每日练习十多次。一般在 4 周左右即可解除外固定。后期应配合中药熏洗,以促进肩关节功能恢复。练功活动对老年患者尤为重要。

【预后与调护】

肱骨外科颈骨折愈合较快。外展型骨折应使肩关节保持在内收位,切不可做肩外展抬举动作,尤其在固定早期更应注意这一点,以免骨折再移位。对内收型骨折,在固定早期则应维持在外展位,勿使患肢做内收动作。老年患者外伤后肩周围软组织已有损伤,固定时间过长可引起肩关节周围软组织粘连,并容易并发肩周炎,因此护理时要注意鼓励和协助患者进行肩部功能锻炼。

三、肱骨干骨折

由肱骨外科颈下 1cm 至内外踝上 2cm 处的一段长管状坚质骨称为肱骨干,它上部较粗,自中 1/3 以下逐渐变细,至下 1/3 渐成扁平状,并稍向前倾。肱骨干骨折很常见,约占全身骨折总数的 1.31%。肱骨干中下 1/3 交界处后外侧有一桡神经沟,有桡神经通过,紧贴骨干,故中下 1/3 交界处骨折,易并发神经损伤。

【病因病机】

肱骨干中上部骨折多因直接暴力引起,多为横断性或粉碎性骨折。肱骨干周围有许多肌肉附着,由于肌肉的牵拉,故在不同平面的骨折会造成不同方向的移位。上 1/3 骨折(三角肌止点以上)时，近端因胸大肌、背阔肌和大圆肌的牵拉而向前、向内移位；远端因三角肌、喙肱肌、肱二头肌和肱三头肌的牵拉而向上、向外移位。中 1/3 骨折(三角肌止点以下)时，近端因三角肌和喙肱肌牵拉而向外、向前移位；远端因肱二头肌和肱三头肌的牵拉而向上移位。肱骨干下 1/3 骨折多由间接暴力(如投弹、掰手腕)所致，常呈斜形、螺旋形骨折。移位可因暴力方向、前臂和肘关节的位置而异，多为成角、内旋移位。

【临床表现】

肱骨干骨折患者伤时可闻及“咔嚓”的骨折声，出现疼痛、肿胀，局部压痛、畸形、反常活动及骨擦音等。若骨折合并桡神经损伤，可出现垂腕、手部掌指关节不能伸直、拇指不能伸展和手背虎口区感觉减退或消失。肱骨干骨折的患者应当常规检查患肢远端血运情况，包括对比两侧桡动脉搏动、甲床充盈、皮肤温度等，必要时可行血管造影，以确定有无肱动脉损伤。

【诊断要点】

1.病史

有明显外伤史，间接暴力多见。

2.症状

上臂肿胀、疼痛，侧突畸形，不能高举。

3.体征

有挤压痛、假活动，骨擦音和肘部叩击痛；合并有桡神经损伤者有垂腕畸形及虎口区感觉异常。

4.辅助检查

正侧位 X 线片，可明确骨折部位、类型及移位程度。

【治疗】

治疗肱骨干骨折时，如过度牵引、反复多次整复，或体质虚、肌力弱的横断性骨折和粉碎性骨折患者，再因上肢重量悬垂作用，在固定期间可逐渐发生分离移位。如处理不及时或不恰当，则可致骨折迟缓愈合甚至不愈合。因此，在治疗过程中，必须防止骨折断端分离移位。

1.整复方法

患者坐位或平卧位。一助手用布带通过腋窝向上，另一助手提持前臂在中立位向下，沿上臂纵轴对抗牵引，一般牵引力不宜过大，否则易引起断端分离移位。待重叠移位完全矫正后，根据骨折不同部位的移位情况进行整复。

(1)上 1/3 骨折：在维持牵引下，术者两拇指抵住骨折远端外侧，其余四指环抱近端内侧，将近端托起向外，使断端微向外成角，继而拇指由外推远端向内，即可复位。

(2)中 1/3 骨折：在维持牵引下，术者以两拇指抵住骨折近端外侧挤按向内，其余四指环抱远端内侧向外端提。纠正移位后，术者捏住骨折部，助手徐徐放松牵引，使断端互相接触，微微摇摆骨折远端或从前后内外以两手掌相对挤压骨折处，可感到断端摩擦音逐渐减小，直至消失，骨折处平直，表示基本复位。

(3)下 1/3 骨折：多为螺旋形或斜形骨折，仅需轻微力量牵引，矫正成角畸形，将两斜面挤按复正。

2.固定方法

靠近上 1/3 骨折，可做超肩关节固定，靠近下 1/3 时可做超肘关节固定。固定时间为 4～8 周。但需注意以下几点：

(1)胸大肌止点以上骨折，因折端复位后不稳定，应于内侧夹板上端加厚蘑菇垫以推挤远折端向外，同时应稍松结扎，肘关节屈曲度应大于 90°，悬吊于胸前，以保持折端稳定对位。

(2)肱骨中段骨折，因骨折端易形成分离及向外成角，故应采用双超夹板固定(即超肩超肘关节夹板)。对折端已有分离移位者，可根据情况选用超肩或超肘夹板，同时加用布带做反向牵引固定。

(3)肱骨下段骨折，以超肘夹板固定，使前臂旋前，切忌旋后。

(4)肱骨下段(髁上 3～4cm 处)的横断性骨折，超肘夹板固定，前臂应极度旋前，肘关节极度屈曲位悬吊，固定时间应较长，因此型骨折愈合较慢。应定期做 X 线透视或拍摄照片，以及时发现在固定期间骨折端是否有分离移位。若发现断端分离，应加用弹性绷带上下缠绕肩、肘部，使断端受到纵向挤压而逐渐接近。

3.手术疗法

治疗的基本原则是使骨折尽早愈合，早期进行患肢的功能康复，尽可能减少并发症。

(1)适应证：肱骨是非负重骨，即使存在一定程度的旋转、短缩和成角畸形，也能获得良好的代偿功能。肱骨周围血液供应丰富，对骨折愈合十分有利，因此即使固定不十分完善，单纯肱骨干骨折非手术治疗也可获得满意的疗效。但合并有开放骨折、多段骨折手法不能达到满意复位或无法维持满意复位、继发于恶性肿瘤的病理骨折、骨折不愈合、合并同侧肘关节和肩关节骨折、血管损伤、合并桡神经损伤和臂丛神经损伤等，可进行切开复位内固定手术。

(2)手术选择:可选用接骨板、自锁髓内钉、外固定架。

①接骨板固定:尽管带锁髓内钉的使用趋于增多,但现阶段接骨板固定仍是最主要的固定方式,主要因为其操作简单、易于掌握,无需C形臂透视等较高档辅助设备,术后基本没有肩部疼痛现象。

②髓内钉固定:适用于肱骨外科颈下2cm至鹰嘴窝上4cm的骨折,尤其适用于粉碎、多段、长斜形骨折。

③外固定架固定:适用于严重的开放骨折伴大面积软组织损伤及骨缺损,伴发烧伤的感染性骨不连。优点是允许对软组织进行处理,可通过牵引及加压影响骨痂的形成。

4.药物治疗

按骨折三期辨证用药。骨折迟缓愈合者,应重用接骨续损药,如土鳖虫、自然铜、骨碎补之类。闭合性骨折合并桡神经损伤,可将骨折复位,夹板固定,内服药还应加入行气活血、通经活络之品,如黄芪、地龙之类,选用骨科外洗二方、海桐皮汤熏洗。

5.功能锻炼

固定后即可做伸屈指、掌、腕关节活动,有利于气血畅通。肿胀开始消退后,患肢上臂肌肉应用力做舒缩活动,应逐渐进行肩、肘关节活动。骨折愈合后,应加强肩、肘关节活动,并配合药物熏洗,使肩、肘关节活动功能早日恢复。

【预后与调护】

上1/3骨折一般预后良好,骨滋养动脉从肱骨干中间的滋养孔进入骨内下行,所以中、下1/3骨折容易发生延迟愈合或不愈合。合并有桡神经损伤恢复期需3～6个月。血管损伤患者注意制动,患肢保暖。小夹板固定患者,2周内经常调节扎带松紧度,以免发生再移位;加强腕部和手指的活动,防止肌肉萎缩。手、前臂肿胀时,可嘱患者每日自行轻柔按摩手和前臂。若发现断端分离时,术者可一手按肩,一手按肘部,沿纵轴轻轻挤压,或使用触碰手法使骨断端接触,并适当延长木托板悬吊日期,直到分离消失、骨折愈合为止。

四、桡尺骨骨干骨折

桡尺骨骨干骨折,又称前臂双骨折或桡尺骨骨干双骨折,多发生于青壮年,有时可同时发生上下关节的脱位,临床较多见。

【病因病机】

桡尺骨骨干骨折可由直接暴力、传达暴力或扭转暴力所造成。

1.直接暴力

多由于暴力直接作用于前臂,导致同一平面的横行或粉碎性骨折,多伴有不同程度的软组织损伤,包括肌肉、肌腱断裂,神经血管损伤等。

2.间接暴力

跌倒时手掌着地,暴力通过腕关节向上传导,由于桡骨负重多于尺骨,暴力作用首先使桡骨骨折,若残余暴力比较强大,则通过骨间膜向内下方传导,引起低位尺骨斜形骨折。

3.扭转暴力

跌倒时手掌着地,同时前臂发生旋转,导致不同平面的尺桡骨螺旋形骨折或斜形骨折。多为高位尺骨骨折和低位桡骨骨折。

【临床表现】

外伤后局部疼痛、肿胀,肢体畸形和功能障碍,特别是前臂旋转功能受限。骨折部位压痛明显,多有成角畸形,有时可触及骨折端或有骨擦音和异常活动。但儿童青枝骨折仅有成角畸形。复杂的前臂开放性骨折可合并血管、神经损伤,并出现相应的感觉、运动功能障碍。

【诊断要点】

1.病史

患者有前臂直接、间接或特殊暴力外伤史。

2.症状

局部肿痛、畸形和功能障碍,特别是前臂旋转功能受限。

3.体征

尺骨和桡骨不同平面同时出现压痛、纵轴叩击痛、成角畸形或骨擦音。

4.辅助检查

X线尺桡骨正侧位片应包括肘关节和腕关节,可明确骨折类型及移位情况。注意有无合并上、下关节脱位,以防漏诊和误诊。

【治疗】

桡尺骨骨干骨折可发生多种移位,如重叠、成角、旋转及侧方移位等。若治疗不当可发生尺、桡骨交叉愈合,影响旋转功能。因此治疗的目标除了良好的对位、对线以外,特别要注意防止畸形和旋转。

1.整复方法

患者平卧,肩外展90°,肘屈曲90°,中、下1/3骨折取前臂中立位,上1/3骨折取前臂旋后位,由两助手做拔伸牵引,矫正重叠、旋转及成角畸形。桡尺骨骨干骨折均为不稳定时，如骨折在上 1/3，则先整复尺骨；如骨折在下 1/3，则先整复桡骨；骨折在中段时，应根据两骨干骨折的相对稳定性来决定。若前臂肌肉比较发达，加之骨折后出血肿胀，虽经牵引后重叠未完全纠正者，可用折顶手法加以复位。若斜形骨折或锯齿形骨折有背向侧方移位者，应用回旋手法进行复位。若桡尺骨骨折断端互相靠拢时，可用挤捏分骨手法，术者用两手拇指和示、中、环三指分置骨折部的掌、背侧，用力将尺、桡骨间隙分到最大限度，使骨间膜恢复其紧张度，向中间靠拢的桡、尺骨断端向桡、尺侧各自分离。

2.固定方法

(1)夹板固定：若复位前尺桡骨互相靠拢者，可采用分骨垫放置在两骨之间，若骨折原有成角畸形，则采用三点加压垫法。各个压垫放置妥当后，依次在掌、背、桡、尺侧夹板，掌侧板由肘横纹至腕横纹，背侧板由鹰嘴至腕关节或掌指关节。桡侧板由桡骨头至桡骨茎突，尺侧板自肱骨内上髁下达第五掌骨基底部，掌背两侧夹板要比尺桡两块夹板宽大，夹板间距约 1cm。扎缚后，屈肘 90°三角巾悬吊，前臂中立位，固定至临床愈合，成人需 6～8 周，儿童需 3～4 周。

(2)石膏固定：复位成功后，可用长臂前后石膏托固定，肿胀消退后改为长臂石膏管，均应超肘腕关节，在尺桡骨间前后加压塑性固定于中立位，使呈双凹状，起到分骨作用，有利于骨间膜的修复与功能重建。一般固定 8～12 周可达骨性愈合，根据拍片情况拆除石膏。

3.手术疗法

前臂骨折由于不同方向肌肉力量的牵拉，大多数为不稳定骨折，需要手术治疗，通过内固定的方法维持骨折复位后的稳定。

(1)适应证：①前臂严重的开放性骨折，软组织损伤重者；②不稳定骨折，手法复位困难或失败者；③对位、对线不良的陈旧性骨折；④伴有神经、血管或肌腱损伤或严重骨缺损者；⑤骨折不愈合者。

(2)手术选择：常用的手术方法有外固定器固定、经皮穿针内固定、接骨板螺钉固定、髓内针内固定。

髓内针内固定是治疗前臂骨折常用的方法，分为顺行法治疗和逆行法治疗两种方式。其优点是：切口小，不影响皮肤美观.手术操作微创，对软组织的剥离少，可有效降低感染及骨折延迟愈合和不愈合的发生率。其缺点是：难以达到坚强的固定，对抗成角、旋转和扭转的力量较小，往往需要术后较长时间外固定制动，从而影响了术后的功能锻炼。髓内针的针尾留在皮肤表面或者皮下，也会对软组织、肌腱产生激惹作用。

4.药物治疗

按骨折三期辨证用药，若尺骨下 1/3 骨折愈合迟缓时，要着重补肝肾、壮筋骨以促进其愈合，若后期前臂旋转活动仍有障碍者，应加强中药熏洗。

5.功能锻炼

初期鼓励患者做手指、腕关节屈伸活动及上肢肌肉舒缩活动；中期开始做肩、肘关节活动，如弓步云手，活动范围逐渐增大，但不宜做前臂旋转活动。解除固定后做前臂旋转活动。

【预后与调护】

随着内固定技术的普及和不断提高，桡尺骨骨干骨折预后多数良好。18 岁以下的青少年、单纯性骨折及稳定骨折者功能恢复较好。在固定期间，应使前臂维持在中立位，要鼓励和正确指导患者做适当的练功活动。此外，在更换外敷伤药、调整夹板松紧度及拍片复查时，应用双手托平患肢小心搬动，切不可用一手端提患肢，同时还应避免伤肢前臂的任何旋转活动，以防骨折再移位。

五、桡骨远端骨折

桡骨远端骨折是临床上最常见的骨折之一，约占全身骨折的 10%。桡骨远端骨折是指桡骨远端关节面以上 2～3cm 内的桡骨骨折，多发生于中老年人，女性多于男性。发生在儿童者，多为桡骨下端骨骺分离，或干骺端骨折合并骨骺分离。

【病因病机】

多为间接暴力所致。跌倒时，躯干向下的重力与地面向上的反作用力交集于桡骨下端而发生骨折。骨折是否有移位与暴力的大小有关。根据受伤姿势和骨折移位的不同，可分为伸直型和屈曲型两种。跌倒时，腕关节呈背伸位，手掌先着地，可造成伸直型骨折。伸直型骨折远段向背侧和桡侧移位，桡骨远段关节面改向背侧倾斜，向尺侧倾斜减少或完全消失，甚至形成相反的倾斜。如合并尺骨茎突骨折，下桡尺关节的三角纤维软骨盘随骨折片移向桡侧背侧；如尺骨茎突完整，骨折远端移位明显时，三角纤维软骨盘附着点必然破裂，掌侧屈肌腱及背侧伸肌腱亦发生相应的扭转和移位。跌倒时，腕关节呈掌屈位，手背先着地，可造成屈曲型骨折。屈曲型骨折远段向桡侧和掌侧移位，此类骨折较少见。直接暴力造成的骨折多为粉碎性骨折。

【临床表现】

跌倒后出现腕部疼痛、畸形，前臂及腕功能受限。侧面看手腕，可发现桡骨远端向背侧隆起、“餐叉样”畸形。腕关节肿胀，局部皮肤有擦伤或裂口。从内侧和外侧同时按压桡骨远端,以及从掌侧和背侧同时按压,腕部明显疼痛或疼痛加重。前臂受纵轴叩击可加重腕部疼痛。严重的患者,按压桡骨远端时可发现骨擦音或骨擦感。

【诊断要点】

1.病史

有手部着地或暴力直接作用于腕部的外伤史。

2.症状

伤后局部肿胀、疼痛,手腕功能部分或完全丧失。骨折远端向背侧移位时,可见"餐叉样"畸形;向桡侧移位时,呈"枪上刺刀状"畸形;缩短移位时,可触及上移的桡骨茎突;无移位或不完全骨折时,肿胀多不明显,仅觉得局部疼痛和压痛及前臂活动障碍。

3.体征

腕部环形压痛、畸形、纵轴叩击痛和骨擦音。

4.辅助检查

腕关节X线正侧位照片,可明确骨折类型和移位方向。

【治疗】

无移位骨折不需复位,单纯小夹板固定即可。移位骨折必须尽可能恢复腕关节的掌倾角及尺倾角,可采用手法复位、小夹板固定的方法治疗。

1.整复方法

(1)伸直型骨折:伤者屈肘90°,助手把住前臂,术者两手紧握手掌,两拇指并列置于骨折远端的背侧,示指桡侧紧扣骨折远折端桡侧面,对抗牵引纠正重叠及旋转移位。重叠移位纠正后,术者两拇指猛然将骨折远端用力向下按压,扩大向掌侧成角,然后两示指将骨折近端向上顶起,使腕关节掌屈尺偏,尺偏时利用示指桡侧的扣力推逼以纠正远折端的桡侧移位。

(2)屈曲型骨折:患者取坐位,肘关节屈曲90°,前臂中立位或旋后位,两助手拔伸牵引2～3min,待嵌入或重叠移位矫正后,术者两手拇指将骨折远端由掌侧向背侧推挤,同时示、中、环指将近折端由背侧向掌侧按压,与此同时助手将腕关节背伸、尺偏,使骨折复位。

2.固定方法

(1)夹板固定:小夹板4块。掌背侧板与前臂等宽,背侧板较掌侧板长,桡侧板较尺侧板长。纸压垫2个,长6～7cm,宽1.5～2cm,厚0.3cm。复位后,在维持牵引下,局部可外敷中药膏。在骨折近段掌侧和远端背侧各放一平压垫,掌屈位放置

4 块夹板。桡背侧夹板应超腕关节固定，以限制手腕的桡偏和背伸活动。掌侧与尺侧夹板远端与腕关节对齐。然后用 3～4 条布带分段结扎固定，中立位悬吊胸前。4 周后摄片复查骨折愈合后去除外固定。

(2)石膏固定：裂纹、无移位的骨折，可采用简单的短臂石膏托固定。有移位的骨折，用石膏托宽度 7.5～10cm，从掌指关节起，循前臂背侧绕过肘后，再由前臂掌侧至掌横纹处。前臂旋前，腕呈 20°掌屈，稍向尺侧偏斜，保留拇指和其他手指的活动功能。3 周后更换短臂石膏托固定 2 周。

3.手术疗法

(1)适应证：对于关节外骨折，闭合复位后早期出现再移位的骨折，以及一些能闭合复位但无法靠外固定维持位置的关节内骨折，可选择性运用。对伴有桡骨远端向背侧反向成角≥20°或桡骨远端 10mm 的关节内粉碎性骨折；经闭合整复后再发生移位者，如双侧桡骨远端伸直型骨折，全身多发伤合并桡骨远端骨折及严重的开放性骨折，可选择性运用。对特别严重的关节内骨折，闭合复位不能重建正常的关节；不稳定的开放性骨折；青壮年陈旧性骨折畸形愈合，或同时有神经受压症状，可选择性运用。

(2)手术选择：可采用经皮克氏针固定、桥接或非桥接外支架固定、切开复位钢板螺钉内固定，其各有优缺点。

①克氏针固定：特点是适用于桡骨远端两部分或三部分骨折；微创切口；操作简单；骨折愈合后便可取出；不存在内固定存留的风险。禁忌证：骨质疏松骨折；严重移位粉碎的关节内骨折。

②接骨板固定：优点是起到支架作用，便于复位、固定；对骨质疏松仍有良好的把持力；可以对小碎骨块进行固定；允许早期活动。缺点是并发症较多。

③外支架固定：优点是治疗桡骨远端粉碎性不稳定性骨折的便捷有效的方法，允许早期功能锻炼；为固定欠稳定、复杂、难复位性骨折切开复位内固定提供方便，术后可调整复位，有效避免并发症；骨折局部皮肤损伤或皮肤质量差者为最佳适应证。但在使用中仍然需预防如下并发症：钉道感染、伸肌腱刺激、桡神经浅支损伤等。

4.药物治疗

按骨折三期辨证论治。桡骨远端骨折多见于老年患者，当肿胀开始消退时，即应注意补益肝肾药物的使用，以促进骨折尽快修复。后期可应用药物熏洗，如海桐皮汤等。

5.功能锻炼

骨折整复固定后，即可开始握拳、伸指，肘的屈伸和肩部各个方向的活动，以改善腕部血液循环，促进骨折修复。外固定去除后，即应进行前臂的旋转，腕的环转、屈伸运动。运动范围由小到大，运动量逐渐增加，以尽早恢复前臂和手的功能。

【预后与调护】

关节外骨折得到良好复位，则愈合较快。但涉及关节面骨折，易出现创伤性关节炎。固定期间，应避免前臂的旋后运动，加强手指屈伸功能锻炼，以利消肿。复位固定后应观察手部血液循环，随时调整夹板松紧度。注意将患肢保持在旋后150°或中立位，纠正骨折再移位倾向；伸直型骨折固定期间应避免腕关节向桡偏与背伸活动。

第二节　下肢骨折

下肢的主要功能是负重和行走，故需要一个良好的稳定结构，两下肢要等长。因此，骨折的整复要求有良好的对位和对线。若患肢成角畸形，将会影响肢体的承重力；若患肢短缩在2cm以上，则会出现跛行。下肢肌肉发达，骨折整复后，单纯夹板固定难以保持断端整复后的位置，尤其是股骨干骨折及不稳定的胫腓骨骨折，常需配合持续牵引，固定时间也应相对长些，以防止过早负重而发生畸形或再骨折。

一、股骨颈骨折

由股骨头下至股骨颈基底部之间的骨折称股骨颈骨折，是老年人常见的骨折之一，尤以老年女性多见。由于老年人股骨颈骨质疏松，所以只需很小的旋转外力，就能引起骨折。老年人的股骨颈骨折几乎全由间接暴力引起，主要为外旋暴力，如平地跌倒时，下肢突然扭转等皆可引起骨折。少数青壮年的股骨颈骨折，则由强大的直接暴力导致，如车辆撞击或高处坠落等，同时常伴有多发性损伤。

【病因病机】

股骨颈骨折最为常见，大多发生于老年人，平均年龄在60岁以上，以60～70岁居多。由于老年人骨质疏松，股骨颈脆弱，故轻微的直接或间接外力，如平地跌倒、床上跌下或下肢突然扭转等，即可引起骨折。而青壮年股骨颈骨折，往往由于强大的直接暴力导致，如车辆撞击或高处坠落等。

【临床表现】

老年人跌倒后诉髋部疼痛，不敢站立和走路，应首先想到股骨颈骨折的可能。有移位的骨折，患肢多有轻度屈髋屈膝及外旋畸形。由于远端受肌群牵引而向上移位，因而患肢变短。

髋部除有疼痛外，活动患肢时疼痛较明显。在患肢足跟部或股骨大粗隆叩击时，髋部也感疼痛。在腹股沟韧带中点的下方常有压痛。股骨颈骨折多系囊内骨折，骨折后出血不多，又有关节囊和丰厚肌群的包围，因此，外观上局部不易看到肿胀。移位骨折患者在伤后不能坐起或站立，但也有一些无移位的线状骨折或嵌插骨折患者，在伤后仍能走路或骑自行车。对这些患者要特别注意，不要因遗漏诊断而使无移位的稳定骨折变为移位的不稳定骨折。

【诊断要点】

1.病史

患者有明显外伤史。

2.症状

髋部疼痛，髋部活动后可引起疼痛加重，有时疼痛沿大腿内侧向膝部放射。囊内骨折局部肿胀和瘀斑不明显，囊外骨折则肿胀和瘀斑比较明显。髋部功能障碍，不能站立行走，但有部分患者可以站立行走或跛行。

3.体征

腹股沟中点有明显压痛，患肢有纵轴叩击痛。有移位骨折伤肢会出现外旋、短缩，髋、膝轻度屈曲畸形。

4.辅助检查

髋关节正侧位X线照片能明确骨折类型、部位和移位情况，对治疗方法的选择有帮助。对可疑骨折，可采用CT检查，或加照健侧片对比或2周后再照片检查。

【治疗】

在选择治疗方法之前，首先要了解伤者的全身情况，特别是老年人要注意全面检查血压以及心、肺、肝、肾等主要脏器功能，结合骨折全面考虑。新鲜无移位骨折或嵌插骨折不需复位，但患肢应制动；如移位骨折，应该尽早给予复位和固定。儿童股骨颈骨折复位后采用钢针或直径较细的空心加压螺钉固定，钉头尽量不要穿过骺板。

1.整复方法

患者平卧，助手按住两侧髂嵴以固定，术者立于伤侧，面对患者，用肘弯套住患肢腘窝部，另一只手握患肢踝部，使之屈髋屈膝90°，顺势拔伸牵引。远端牵下后，伸髋至135°左右，将患肢内旋(使骨折端扣紧)，并适当外展后伸直。骨折远端仍有后移者，可令助手固定骨盆，另一助手握小腿牵引患肢并稍外旋，术者以宽布带套在自己颈上并绕过患者大腿根部，做挺腰伸颈动作，纠正移位，再令助手内旋患肢。骨折处仍有向前成角者，两助手维持牵引下，术者一手扣住股骨大粗隆后侧向前端提，一手按股骨颈前方向后压。并令助手将患肢内旋，向前成角可纠正。检查复位成功与否：将患肢置于平台上或术者手掌平托患足，患肢无外旋者即为成功。

2.固定方法

对于无移位或嵌插骨折者，一般多采用患肢牵引或“丁字鞋”维持8～12周，以防止患肢外旋和内收，需3～4个月愈合。但若骨折不稳定，则在早期仍存在移位的可能，一般主张采用内固定。至于石膏外固定已很少应用，仅限于年龄较小的儿童。

3.手术疗法

(1)适应证：青壮年及小于60岁的头下型及部分经颈型骨折；闭合复位失败者；大于65岁的头下型骨折：经颈型骨折或粉碎而有移位的骨折；陈旧性股骨颈骨折等。

(2)手术选择：目前治疗股骨颈骨折的手术方法较多，对于中青年患者可采取闭合复位空心加压钉固定术，而近年来所采取的切开复位空心加压钉固定并股方肌蒂骨移植术能明显降低股骨颈骨折的不愈合率。针对老年患者可采用闭合复位内固定术，这种方法具有创伤小、手术时间短、骨折愈合后髋关节功能好等优点，但不愈合率较高、卧床时间长，从而增加了并发症的概率。而人工股骨头置换术和人工全髋关节置换术因避免了上述缺点，患者术后可以早期下床，减少了患者长期卧床、并发症发生的概率和精神压力，近年来被广泛应用于临床。

4.药物治疗

本病的药物治疗甚为重要，因初期瘀血滞留影响骨痂生长和会师，故以破瘀生新为主，如活血祛瘀汤加三七粉，以活泼血运，增强股骨头的血液供应；中后期除用大量接骨丹外，还必须注意补肾壮骨，益肝续筋，故宜予骨质增生丸或健步虎潜丸。若长期卧床而并发胸腹胀闷、饮食少思者，乃肝脾气伤之故，用六君子汤加柴胡、当归、川芎、丹皮、山栀；食少不寐者，为脾气郁结，用加味归脾汤；喘咳痰多者，系肝火犯肺，用小柴胡汤加青皮、山栀清之；如大便不通、喘咳吐血，乃瘀血停滞为患，用当归导滞散通之。

5.功能锻炼

卧床期间应加强全身锻炼，鼓励患者每天做深呼吸，主动拍背助咳嗽排痰，臀部垫气圈或泡沫海绵垫，预防长期卧床并发症；同时应积极进行患肢股四头肌舒缩活动、踝关节和足趾屈伸功能锻炼，以防肌肉萎缩、关节僵直的发生。无移位骨折3个月后可扶拐步行锻炼，但不可负重太早，应根据X线照片显示骨折愈合的情况，再考虑患肢逐步负重锻炼。

【预后与调护】

股骨颈骨折愈合较慢，平均需5～6个月，而且骨折不愈合率较高，为15%左右。如发现有迟缓愈合现象，应限制患肢活动，延长固定时间，辨证施治，骨折仍有愈合的可能。如果骨折不愈合，可采用股骨颈重建术或人工关节置换术。无论骨折是否愈合，均可能发生股骨头缺血性坏死，坏死率一般在20%～35%。如果出现股骨头坏死，早期可以采用扶拐减轻负重或不负重、内服中药治疗；中期可以采用保髋手术治疗；晚期可以采用人工关节置换术治疗。固定期间应注意预防并发症，预防压疮和坠积性肺炎等，鼓励患者咳嗽、排痰，加强护理。伤后疼痛减轻时，鼓励患者功能锻炼。

二、股骨干骨折

股骨干骨折是指股骨小粗隆下5cm和髁以上5cm的股骨骨折，一般又分上1/3、中1/3、下1/3骨折，约占全身骨折的6%，青壮年多见，男性多于女性，高能量损伤所致粉碎性骨折占60%～70%。

【病因病机】

多由直接暴力所造成，间接暴力所产生的杠杆作用、扭转作用亦能引起骨折。直接暴力引起者多为横断性或粉碎性骨折；间接暴力引起者多为斜形或螺旋形骨折，此骨折均属不稳定骨折。青枝型骨折仅见于小儿。股骨干骨折多由强大暴力所造成，骨折后断端移位明显，软组织损伤常较重。骨折移位的方向，除受外力和肢体重心的影响外，主要是肌肉牵拉所致。

1.股骨干上1/3骨折

骨折近端因受髂腰肌、臀中肌、臀小肌及其他外旋肌群的牵拉而产生屈曲、外展、外旋移位；骨折远端由于内收肌群的作用而向后、向上、向内移位。

2.股骨干中1/3骨折

两骨折段除有重叠畸形外，移位方向依暴力而定，但多数骨折近段呈外展屈曲倾向，远端因内收肌的作用，其下端向内上方移位。无重叠畸形的骨折，因受内收肌收缩的影响有向外成角的倾向。

3.股骨干下 1/3 骨折

因膝后方关节囊及腓肠肌的牵拉，骨折远端往往向后移位。严重者，骨折端有损伤腘动、静脉及坐骨神经的危险。

【临床表现】

有明显外伤史，伤后局部肿胀、疼痛，出现短缩、成角或旋转畸形，有异常活动，可扪及骨擦音。严重移位的股骨下 1/3 骨折，在腘窝部有巨大的血肿，小腿感觉和运动障碍，足背、胫后动脉搏动减弱或消失，末梢血循环障碍，应考虑有血管、神经的损伤。损伤严重者，由于剧痛和出血，早期可合并创伤性休克。严重挤压伤、粉碎性骨折或多发性骨折，还可并发脂肪栓塞。

【诊断要点】

1.病史

有明显外伤史。

2.症状

伤后骨折局部肿胀及疼痛明显，功能丧失。

3.体征

出现缩短、成角和旋转畸形，局部压痛，可扪及骨擦音，异常活动。

4.辅助检查

股骨干 X 线检查可显示骨折部位、类型及移位情况。

【治疗】

处理股骨干骨折，应注意患者的全身情况，积极防治创伤性休克，重视对骨折的急救处理，应用简单而有效的方法给予临时固定，急速送往医院。股骨干骨折的治疗采用非手术疗法，多能获得良好的效果。但因大腿的解剖特点是肌肉丰厚，拉力较强，骨折移位的倾向力大，在采用手法复位、夹板固定的同时需配合短期的持续牵引治疗。必要时，还需切开复位内固定。

1.整复方法

患者取仰卧位，一助手固定骨盆，另一助手用双手握小腿上段，顺势拔伸，并徐徐将患肢屈髋 90°、屈膝 90°，沿股骨纵轴方向用力牵引，矫正重叠移位后，再按骨折不同的部位分别采用下列手法。

(1)上 1/3 骨折：将患肢外展，并略加外旋，然后由助手握近端向后挤按，术者握住远端由后向前端提。

(2)中 1/3 骨折：将患肢外展，同时以双手自断端的外侧向内挤压，然后以双手在断端前后、内外夹挤。

(3)下 1/3 骨折:在维持牵引下,使膝关节徐徐屈曲,并以紧挤在腘窝内的两手作支点将骨折远端向近端推迫。

若股骨干骨折重叠移位较多,手法牵引未能完全矫正时,可用返折手法矫正。若斜行、螺旋形骨折背向移位,可用回旋手法矫正,往往断端间的软组织嵌顿也随之解脱。若有侧方移位可用两手掌指合抱或两前臂相对挤压,施行端提捺正手法。

2.固定方法

对儿童、老年人及肌肉薄弱,且骨折稳定者,可单纯采用夹板固定,否则应配合牵引进行固定。

(1)夹板固定:复位后根据上 1/3、中 1/3、下 1/3 骨折不同的部位放置压垫,上 1/3 骨折放在近端的前方和外侧,中 1/3 骨折放在断端的外侧和前方,下 1/3 骨折放在近端的前方,再放置夹板,内侧板由腹股沟至股骨内髁,外侧板由股骨大转子至股骨外踝,前侧板由腹股沟至髌骨上缘,后侧板由臀横纹至腘窝上缘,然后用布带捆扎。

(2)垂直悬吊皮肤牵引:用于 4～5 岁的儿童。将双下肢用皮肤牵引向上悬吊,重量为 1～2kg,要保持臀部离开床面,利用体重作对抗牵引。3～4 周经 X 线照片有骨痂形成后,去掉牵引,开始在床上活动患肢,5～6 周后负重。对儿童股骨干骨折要求对线良好,对位要求达功能复位即可,不强求解剖复位。如成角不超过 10°,重叠不超过 2cm,以后功能一般不受影响。

(3)水平持续皮肤牵引法:适用于 5～12 岁的儿童及老年患者。在膝下放软枕使膝部屈曲,用宽布带在腘窝部向上牵引,同时小腿行皮肤牵引,使两个方向的合力与股骨干纵轴成一直线,合力的牵引力为牵引重力的 2 倍。有时亦可将患肢放在托马架上,进行滑动牵引。牵引前可行手法复位,或利用牵引复位。

3.手术疗法

(1)适应证:股骨干骨折经过非手术治疗,一般都能获得满意的效果。但有以下情况者,可考虑手术切开复位内固定:①严重开放性骨折早期就诊者;②合并有神经血管损伤,需手术探查及修复者;③多发性损伤,为了减少治疗中的矛盾,便于治疗者;④骨折断端间嵌夹有软组织者。

(2)手术选择:常用的手术方法有接骨板固定和髓内针固定两大类,上 1/3、中 1/3 骨折,多采用髓内针,下 1/3 骨折多采用接骨板。无论采用何种手术方式,股骨干骨折手术的基本原则不会改变,那就是良好的复位、牢靠的固定和早期功能锻炼。另外,开放性股骨干骨折可以用外固定支架做临时固定,为二期手术创造条件。

4.药物治疗

股骨干骨折骨髓腔内出血较多。出血过多而发热不退，脉洪大而虚，重按无力者，属血虚发热，用当归补血汤或大剂独参汤频服。待症状逐渐好转，则按骨折三期分治原则进行辨证施治。

5.功能锻炼

年龄较大的儿童、成人患者的功能锻炼应从复位后第 2 天起，开始练习股四头肌舒缩及踝关节、跖趾关节屈伸活动。如小腿及足部出现肿胀可适当配合按摩。从第 3 周开始，直坐床上，用健足蹬床，以两手扶床练习抬臀使身体离开床面，以达到使髋、膝关节开始活动的目的。从第 5 周开始，两手拉吊杆，健足踩在床上支撑，收腹、抬臀，臀部完全离开床面，使身体、大腿与小腿成一水平线，以加大髋、膝关节活动范围。经拍片，骨折端无移位者，可从第 7 周开始扶床架练习站立活动。解除牵引后，在床上活动 1 周即可扶双拐下地做患肢不负重的步行锻炼。当骨折端有连续性骨痂时，患肢可循序渐进地增加负重。经观察证实骨折端稳定，可改用单拐。1～2 周后可弃拐行走，这时再拍 X 线片检查，若骨折端无变化，且愈合较好，方可解除夹板固定。

【预后与调护】

股骨干部位血运丰富，合理复位后较少出现不愈合。骨折持续牵引时，要注意牵引重量的调整、牵引力线的方向、夹板位置及扎带的松紧度。患肢放置在牵引架上，要注意股四头肌和踝、趾关节的功能锻炼，并防止皮肤发生压疮。

三、髌骨骨折

髌骨是人体最大的籽骨，髌骨骨折造成的重要影响为伸膝装置连续性丧失及潜在髌股关节失配。髌骨骨折多见于 30～50 岁的成年人，儿童极为少见。

【病因病机】

髌骨骨折可由直接暴力或间接暴力造成，以后者多见。直接暴力所致者，是由于外力直接打击在髌骨上而引起，如撞伤、踢伤等，多呈粉碎性骨折，髌骨两侧的股四头肌筋膜及关节囊一般尚完整，对伸膝功能影响较少；间接暴力所致者，是由于膝关节在半屈曲位时跌倒，为了避免倒地，股四头肌强力收缩，髌骨与股骨滑车顶点密切接触成为支点，髌骨受到肌肉强力牵拉而骨折，骨折线多呈横行。髌骨两旁的股四头肌筋膜和关节囊破裂，两骨块分离移位，伸膝装置受到破坏，如不正确治疗，可影响伸膝功能。

【临床表现】

患者多有明显外伤史，伤后觉膝部疼痛、乏力，不能伸直膝关节，无法站立。髌骨骨折系关节内骨折，故膝关节内有大量积血，肿胀严重，血肿迅速渗于皮下疏松结缔组织中，形成局部瘀斑；由于髌骨位置表浅，可触及骨折端，移位明显时，其上下骨折端间可触及一凹沟，有时可触及骨擦音。

【诊断要点】

1.病史

有明确外伤史。

2.症状

患膝疼痛、肿胀。多数患者伤后不能站立行走。

3.体征

常见皮下瘀斑及膝部皮肤擦伤，髌骨压痛；骨折有分离移位时，可有骨擦音或异常活动；移位明显者，可触及骨折端及畸形；浮髌试验阳性。

4.辅助检查

X线检查可明确骨折类型及移位情况，如为纵裂或边缘骨折，需拍摄轴位片，自髌骨的纵轴方向投照才能显示骨折。

【治疗】

治疗髌骨骨折时，要求恢复伸膝装置的功能，并保持关节面的完整光滑，防止创伤性关节炎的发生。无移位的髌骨骨折、移位不大的横断性骨折，可单纯采用抱膝圈固定膝关节于伸直位；横断性骨折若移位在1cm以内者，可采用手法整复，抱膝圈固定膝关节于伸直位；如移位较大的髌骨骨折，手法整复有困难者，可采用内固定治疗。

1.整复方法

患者平卧，先在无菌操作下抽吸关节腔及骨折断端间的血肿后，注入1%普鲁卡因溶液10～20mL做局麻，患肢置于伸直位。术者以一手拇指及中指先捏挤远端向上推，并固定之，另一手拇指及中指捏挤近端上缘的内外两角，向下推挤，使骨折近端向远端对位。

2.固定方法

无移位的髌骨骨折，其关节面仍保持光滑完整，筋膜扩张部及关节囊亦无损伤者，在患肢后侧（由臀横纹至足跟部）用单夹板固定膝关节于伸直位，亦可用长腿石膏托或管型固定患肢于伸直位4～6周。有轻度分离移位的骨折经手法整复后可用抱膝环固定或采用弹性抱膝兜固定，后侧用长夹板将膝关节固定在伸直位4周。

3.手术疗法

(1)适应证:骨折移位明显,手法复位失败,骨折端有软组织嵌入,或多块骨折者;严重粉碎性骨折,难以复位者。

(2)手术选择:切开复位,钢丝、张力带或螺钉等内固定;行髌骨部分切除术或全切除术。传统或改良的克氏针钢丝张力带固定术具有固定强度大、手术费用低、患者可以早期功能锻炼等优点,依然是目前主要的手术治疗方法。而聚髌器和髌骨环的应用使手术过程更加简便,但手术费用较高。

4.药物治疗

髌骨骨折早期瘀肿非常明显,应重用活血祛瘀、利水消肿药物;中期应用接骨续筋通利关节之品;后期服补肝肾、壮筋骨的药物,解除固定后应用中药熏洗。

5.功能锻炼

术后的功能锻炼应根据具体伤情和骨折固定的稳定程度而分别对待。一般在骨折固定可靠的条件下,可即刻进行肌肉的等长收缩运动和肢体的不负重活动。早期(术后3天左右,伤口无炎性反应和疼痛)应用关节持续被动运动(CPM)辅助锻炼,可防止股四头肌挛缩,减轻局部肿胀,促进软骨修复,保存关节功能。经X线检查证实骨折初步愈合后,可开始有限的负重(扶拐)锻炼,直到骨愈合(2～3个月)。然后增加负重和抗阻力练习以尽早实现骨折的牢固愈合(4～6个月)。在骨牵引条件下,要鼓励早期关节一定范围内的功能锻炼。伴有膝关节创伤(韧带损伤)者,在支具保护下也应早期进行一定范围的肢体主动活动。

【预后与调护】

髌骨骨折属于关节内骨折,要求解剖复位。如果髌骨关节面复位不佳、不平滑,愈合后易发生髌股关节炎;外固定时间长,关节内可发生粘连,导致关节僵硬。注意调整抱膝圈扎带的松紧度,松则不能有效地维持对位,紧则抱膝圈影响肢体的血循环。解除固定后,进行膝关节屈伸锻炼,并配合中药熏洗。

四、胫腓骨骨干骨折

胫腓骨骨干骨折是指胫骨结节、腓骨小头以下至内、外踝以上的骨折,各种年龄均可发病,在全身长骨骨折中发生率较高,以青壮年为多。

【病因病机】

直接暴力或间接暴力均可造成胫腓骨骨干骨折。

1.直接暴力

由重物打击,踢伤、撞伤或车轮挤压伤等所造成。暴力多来自小腿的外前侧,以横断形、短斜形骨折最多，亦可造成粉碎性骨折。两骨骨折线多在同一平面，且常在暴力作用侧有一三角形碎骨片。因胫骨位于皮下，穿破皮肤的可能性大，肌肉被挫伤的机会较多，除上1/3发生骨折外，血管神经同时受伤的较少。

2.间接暴力

由高处落下，扭伤或滑倒所致，多为斜形或螺旋形骨折。特点为腓骨的骨折线较胫骨的骨折线为高，软组织损伤少，偶尔因骨折移位，骨尖穿破皮肤。在儿童胫腓骨双骨折，可同时为青枝骨折。

直接或间接暴力，均可造成两骨折段重叠、成角或旋转畸形，暴力的方向及小腿本身的重力，是造成畸形的主要原因。因小腿外侧受暴力的机会较多，使骨折端向内成角，而小腿重力使骨折端向后侧倾斜成角，足的重力可使骨折远端向外旋转。肌肉的收缩可使两骨折端重叠。

【临床表现】

患肢肿胀、疼痛和功能障碍，可有骨擦音和异常活动。有移位骨折者，可有肢体缩短、成角及足外旋畸形。损伤严重者，在小腿前、外、后侧间隔区单独或同时出现极度肿胀，扪之硬实，肌肉紧张无力，有压痛和被动牵拉痛。严重挤压伤、开放性骨折应注意早期创伤性休克的可能。胫骨上1/3骨折者，检查时应注意腘动脉的损伤。腓骨上端骨折时应注意腓总神经的损伤。小腿肿胀明显，皮肤感觉减退或消失，伴有剧痛应警惕骨筋膜室综合征。小儿青枝骨折或裂纹骨折，临床症状可能很轻，但患儿拒绝站立或行走，局部有轻微肿胀及压痛。

【诊断要点】

1.病史

有明显外伤史。

2.症状

伤后小腿疼痛剧烈，以骨折部位明显，任何活动都会加重疼痛。损伤严重者，小腿可出现极度肿胀，瘀斑较明显。伤后患肢不能站立和行走。但单纯腓骨骨折可行走。

3.体征

骨折端可有环形压痛，并有纵轴叩击痛。若损伤严重，骨折移位明显者，患肢可有短缩、成角及旋转畸形。

4.辅助检查

正侧位X线检查可以明确骨折类型、部位及移位方向。因胫骨和腓骨骨折处可以不在同一平面，故X线照片应包括胫腓骨全长。

【治疗】

胫腓骨骨折的治疗原则主要是恢复小腿的长度和负重功能。因此,应重点处理胫骨骨折。对骨折端的成角和旋转移位,应予纠正。无移位骨折只需用夹板固定,有移位的稳定性骨折,可用手法整复、夹板固定;不稳定性骨折,可用手法整复、夹板固定,同时配合跟骨牵引,或选用内固定。

开放性骨折应彻底清创,尽快闭合伤口,将开放性骨折变为闭合性骨折。合并筋膜室综合征者应切开减压。

1.整复方法

(1)牵引:患者平卧位,膝关节屈曲150°～160°,一助手站于患肢外上侧,用肘关节套住患膝腘窝部。另一助手站在患肢足部,一手握住前足,一手把握足跟部,沿胫骨长轴做对抗牵引3～5min,矫正重叠及成角畸形。

(2)矫正前后侧移位(端提法):以中1/3骨折为例,一般骨折近端易向前内移位。术者两手拇指放在远端前侧,其余四指环抱小腿后侧。在维持牵引下,近端牵引之助手将近端向后按压,术者两手四指端提远端向前,使之对位。如仍有左右侧移位,可同时推近端向外拉、远端向内,一般即可对位。

(3)分骨挤按:经过上述方法,一般骨折即可达到满意对位。有些类型骨折,如螺旋形、斜形骨折,远端易向外侧残余移位,可用此法整复。以左侧为例,术者站于患者外侧,右手拇指(与左手拇指协同)置于远端前外方,挤压骨间隙,将远端向内侧推挤,右手四指置于近端的内侧,向外用力提拉,并嘱把持足部牵引的助手,将远端稍稍内旋,可使完全对位。

(4)摇摆:术者两手握住骨折端,在维持牵引下,嘱把持足部牵引的助手,徐徐向前后摇摆骨折远端,或术者向内外做轻轻摇摆,使骨折端紧密相接。然后以拇指及示指沿胫骨前嵴及内侧面来回触摸骨折部,是否平整,对线是否良好,最后用木板、纸压垫或石膏固定。

2.固定方法

(1)夹板固定:根据骨折断端移位的方向及其倾向性而放置适当的压力垫。

①上1/3部骨折时,膝关节置于屈曲40°～80°位,夹板下达内、外踝上4cm,内、外侧夹板上端超过膝关节10cm,胫骨前嵴两侧放置两块前侧板,前外侧板正压在分骨垫上。两块前侧板上端平胫骨内、外两髁,后侧板的上端超过腘窝部,在股骨下端做超膝关节固定。

②中1/3部骨折时,外侧板下平外踝,上达胫骨外踝上缘;内侧板下平内踝,上达胫骨内髁上缘;后侧板下抵跟骨结节上缘,上达腘窝下2cm,以不妨碍膝关节屈

曲 90°为宜;两前侧板下达踝上,上平胫骨结节。

③下 1/3 部骨折时,内、外侧板上达胫骨内、外踝平面,下平齐足底;后侧板上达腘窝跟骨结节上缘;两前侧板与中 1/3 骨折固定方法相同。

将夹板按部位放好后,横扎 3～4 道布带。下 1/3 骨折的内外侧板在足跟下方做超踝关节捆扎固定;上 1/3 骨折内、外侧板在股骨下端做超膝关节捆扎固定,腓骨小头处应以棉垫保护,避免夹板压迫腓总神经。

(2)需要配合跟骨牵引者,穿钢针时,跟骨外侧要比内侧高 1cm(相当于 15°斜角),牵引时足跟便轻度内翻,恢复小腿的生理弧度,使骨折对位更稳定。牵引重量一般为 3～5kg,牵引后在 48h 内拍摄 X 线片检查骨折对位情况,如果患肢严重肿胀或有大量水泡,则不宜采用夹板固定,以免造成压疮、感染,暂时单用跟骨牵引,待消肿后再用夹板固定。若骨折对位良好,则 4～6 周后拍摄 X 线片复查,如有骨痂生长,则可解除牵引。

3.手术疗法

(1)适应证:对不稳定性骨折、开放性骨折或合并神经血管损伤者,骨折畸形、延迟愈合或不愈合者,可采用手术治疗。

(2)手术选择:可选用螺丝钉固定系统、钢板螺钉系统、髓内钉固定系统、截骨术和植骨术等。胫骨干骨折是较常见的骨折之一,手术方法一般采用切开复位接骨板内固定术、外固定架术和带锁髓内针固定术,一般术后预后良好,但由于胫腓骨干中下 1/3 段血运较差,也是不愈合和延迟愈合的高发部位,故此段骨折应尽量减少术中损伤。腓骨干骨折一般不需手术也能自然愈合,但是出于腓骨远端下1/3处时便有可能会引起踝关节不稳,可行手术固定。

4.药物治疗

按骨折三期辨证施治。胫骨中 1/3、下 1/3 骨折后期应着重补气血、益肝肾、壮筋骨。陈旧骨折实行手法折骨或切开复位、植骨术后,亦应及早使用补法。

5.功能锻炼

整复固定后,即可做踝、足部关节屈伸活动及股四头肌舒缩活动。采用跟骨牵引者,可用健腿和两手支持体重抬起臀部。稳定性骨折从第 2 周开始进行抬腿及膝关节活动,从第 4 周开始扶双拐做不负重步行锻炼。不稳定性骨折解除牵引后仍需在床上锻炼 5～8d 后,才可扶双拐做不负重步行锻炼。足底要放平,不要用足尖着地,锻炼后骨折部若无疼痛,自觉有力,即可改用单拐逐渐负重锻炼。解除跟骨牵引后,若胫骨轻度向前成角者,可使用两枕法纠正;胫骨有轻度向内成角者,可让患者屈膝 90°,髋关节屈曲外旋,将患肢的足部放于健肢的小腿上,呈盘腿姿势,利用肢体本身的重力来恢复胫骨的生理弧度。8～10 周根据 X 线照片及临床检查,达到临床愈合标准,即可去除外固定。

【预后与调护】

胫腓骨骨干中下 1/3 部位的血运较薄弱,骨折修复能力较差,有可能出现骨折迟缓愈合或不愈合,治疗时应注意。如果患肢严重肿胀或有大量水泡,则不宜采用夹板固定,以免造成压疮、感染。运用夹板固定时,要注意松紧度适当。既要防止消肿后外固定松动而致骨折重新移位,也要防止夹缚过紧妨碍血运造成压疮,注意抬高患肢,下肢在中立位置,膝关节屈曲 20°～30°。

五、踝部骨折

踝部骨折是一种常见的关节内骨折,加上该处的韧带损伤,占全身损伤的 4%～5%。多见于青壮年。

【病因病机】

踝部损伤原因复杂,类型很多。韧带损伤、骨折和脱位可单独或同时发生。根据受伤姿势可分为内翻、外翻、外旋、纵向挤压、侧方挤压、跖屈和背伸等多种,其中以内翻损伤最多见,外翻损伤次之。

1.内翻损伤

从高处跌下,足底外缘着地;或步行在平路上,足底内侧踏在凸处,使足突然内翻。骨折时,内踝多为斜形骨折,外踝多为横形骨折。严重时可合并后踝骨折、距骨脱位。

2.外翻损伤

从高处跌下,足底内缘着地;或外踝受暴力打击,可引起踝关节强度外翻。骨折时,外踝多为斜形骨折,内踝多为横形骨折。严重时可合并后踝骨折、距骨脱位。

根据骨折脱位的程度,损伤又可分为 3 度:单踝骨折为一度;双踝骨折、距骨轻度脱位为二度:三踝骨折、距骨脱位为三度。

【临床表现】

伤后踝部剧烈疼痛,迅速肿胀,出现瘀斑,严重时局部起小泡,不能站立走路,功能丧失,踝部明显畸形。内翻骨折时,足呈内翻畸形,可能触及到向内移位的内踝骨折块。外翻骨折时,足呈外翻畸形,内踝部略凹陷,外踝骨折块在踝尖上方。外旋骨折时,足外翻畸形并有畸形。

【诊断要点】

1.病史

有明确的外伤史。

2.症状

伤后踝部迅速肿胀、疼痛、活动受限。

3.体征

畸形,内外踝及关节间隙压痛,常可检出踝部骨擦音;内外踝的正常关系出现改变;将足外翻或内翻及旋转时,则受伤部的疼痛剧增。

4.辅助检查

X线片可明确骨折类型和移位程度,必要时做内翻、外翻位摄片,以协助鉴别有无合并韧带损伤及距骨移位。

【治疗】

无移位的骨折仅将踝关节固定在90°背伸位3周即可;有移位的骨折脱位应予以整复。

1.整复方法

患者平卧屈膝,助手抱住其大腿,术者握其足跟和足背做顺势拔伸,外翻损伤使踝部内翻,内翻损伤使踝部外翻。如有胫腓联合分离,可在内外两踝部加以挤压;如后踝骨折合并距骨后脱位,可用一手握胫骨下段向后推,另一手握前足向前提并徐徐将踝关节背伸。利用紧张的关节囊将后踝拉下,或利用长袜套套住整个下肢,下端超过足尖20cm,用绳结扎,做悬吊滑动牵引,使后踝逐渐复位。总之,要根据受伤机制和损伤类型并分析X线照片,以酌定其整复手法。

2.固定方法

(1)夹板固定:先在内、外踝的上方各放一塔形垫,下方各放一梯形垫,或放置一个空心垫,防止夹板直接压在两踝骨突处,用5块夹板进行固定。其中内、外、后侧板上自小腿上1/3,下平足跟,前内侧及前外侧板较窄,其长度上起胫骨结节,下至踝关节上方。夹板必须塑形,使内翻骨折固定在外翻位,外翻骨折固定在内翻位。最后可加用踝关节活动夹板,将踝关节固定于90°位置4～6周。兼有胫骨后唇骨折者,还应固定踝关节于稍背伸位;胫骨前唇骨折者,则固定在跖屈位,并抬高患肢,以利消肿。

(2)石膏固定:压垫及固定位置同上,在石膏尚未定形以前保持踝部于需要的位置,并用手鱼际部对踝部、足部石膏进行塑形,足趾要外露,以便观察血运及活动。

3.手术疗法

(1)适应证:对于手法整复失败、开放性骨折脱位、陈旧性骨折脱位;复位不满意,或疑有软组织嵌夹于骨折端时,或踝间宽度未恢复正常,后踝骨折块超过关节面的 1/3 难于复位时，应考虑手术治疗。对于畸形愈合、假关节形成者，也应尽早手术治疗。

(2)手术选择：常采用切开复位内固定、切开复位植骨术或关节融合术等。由于踝关节骨折属于关节内骨折，手术治疗要求严格的解剖复位、稳定的内固定和修复关节韧带损伤。一般外踝骨折常采用腓骨远端接骨板固定，内踝及后踝骨折应用松质骨螺钉固定。近年来微创踝关节手术也得到了发展和应用。

4.药物治疗

在按骨折三期辨证用药的基础上，中期应注意舒筋活络、通利关节；后期若局部肿胀难消，宜行气活血、健脾利湿；关节融合术后则须补肾壮骨，促进愈合。

5.功能锻炼

整复固定后，鼓励患者活动足趾和做踝部背伸活动。从第 2 周起，可在保持夹板固定的情况下加大踝关节的主动活动范围，并辅以被动活动。3 周后可将外固定打开，对踝关节周围的软组织(尤其是肌腱经过处)进行按摩，理顺经络，点按商丘、解溪、丘墟、昆仑、太溪等穴，并配合中药熏洗。在袜套悬吊牵引期间亦应多做踝关节的伸屈活动，并逐渐负重行走。

【预后与调护】

预后好坏，取决于骨折的损伤程度及复位情况。解剖对位者，一般预后良好，如骨折有移位，或移位较大，关节面破坏严重，容易导致创伤性关节炎。骨折手法整复固定后，早期应卧床休息，抬高患肢，以促进患踝血液回流，减轻淤肿，同时常规检查外固定松紧度，如患踝出现进行性加重的疼痛、肿胀，局部麻木，趾端皮肤苍白，常提示局部压迫过紧，应及时予以松解。踝部肿胀一般于固定 4～6d 后逐渐消退，此时应及时缩紧扎带，以免松脱，使骨折移位。

第三节　躯干骨折

一、肋骨骨折

肋骨古称“胸肋”“胁肋”。肋骨共有 12 对，左右对称，连接胸椎和胸骨而组成胸廓，对胸部脏器起着保护作用。肋骨靠肋软骨与胸骨相连，具有缓冲外力作用。青少年肋骨与肋软骨柔软而富有弹性，因而不易折断。成年以后，尤其老年人，气血虚衰，骨质脆弱，肋骨失去弹性，肋软骨趋于骨化，所以容易发生骨折。

肋骨骨折多发生于第 4～第 7 肋。因第 1～第 3 肋骨较短，且受锁骨和肩胛骨保护；自第 7 肋以下肋软骨不连于胸骨而连于上一肋软骨，故弹性较大；第 11～第 12 肋骨是浮肋，较易避御暴力，故上述肋骨骨折较少见。

【病因病机】

直接和间接暴力都能引起骨折。直接暴力如拳棒打击、车撞等，肋骨在受暴力打击处发生骨折，骨折端向内移位，可穿破胸膜及肺脏；间接暴力如塌方、车轮辗压等，胸部受到前后方对挤的暴力，往往肋骨在腋中线附近发生骨折，骨折端向外弯曲。亦有暴力打击前胸而后肋骨折或打击后背而前肋骨折。胸部肌肉急剧而强烈的收缩，如严重咳嗽、喷嚏时亦可偶发肋骨骨折，但均发生在体质衰弱、骨质松脆者。

骨折可发生在一根或数根肋骨。在肋骨上只有一处被折断，称单处骨折；有两处被折断者，称双处骨折，较少见。多根肋骨双处骨折时，该处胸廓失去支持，吸气时因胸腔内负压增加而向内凹陷；呼气时因胸腔负压减低而向外凸出，恰与正常呼吸活动相反，称为反常呼吸。若骨折端刺破胸膜，空气进入胸膜腔，则可并发气胸，流入的空气使伤侧肺萎陷，影响了正常呼吸功能和血液循环。如胸膜穿破口已闭合，不再有空气进入胸膜腔，则称为闭合性气胸；如胸膜穿破口未闭合，空气仍自由沟通，则称为开放性气胸；如胸膜穿破口形成阀门，吸气时空气通过穿破口进入胸膜腔，呼气时则不能将空气排出胸膜腔，胸膜腔内压力不断增高，对肺的压迫和纵隔的推移也愈来愈大，则称为张力性气胸。

若骨折端刺破胸壁和肺的血管，血液流入胸膜腔，则并发血胸。早期因胸部呼吸活动，胸膜腔内的瘀血不易凝固；后期由于气血凝滞，形成“干血”或“老血”，胸膜粘连，终为纤维组织填塞，成为机化血胸、纤维胸。

胸部损伤后，若未及时治疗或治疗不彻底，瘀血散而未尽，气滞而不流畅，则可形成陈伤(或称宿伤)。

【诊断要点】

伤后局部疼痛、肿胀，有血肿或瘀斑。说话、喷嚏、咳嗽、深呼吸和躯干转动时疼痛加剧。检查骨折处有压痛或畸形，有时可闻及骨擦音。两手分别置于前胸和后背，前后挤压胸廓，可引起剧烈疼痛，称胸廓挤压征阳性。多根双处骨折时，该部胸廓失去支持而出现反常呼吸，吸气时骨折处胸壁陷落，呼气时反而隆起，影响呼吸与循环机能，产生呼吸困难、紫绀，甚至气脱等严重症状。X 线摄片可以了解骨折的状况。但骨与软骨交接处骨折，在 X 线照片上不易看出。

并发闭合性气胸时，可出现胸闷、气促等不适，检查伤侧呼吸运动减弱，叩诊呈鼓音，呼吸音及语颤减低或消失。开放性气胸患者，呼吸困难、紫绀，血压下降，脉细数，伤侧呼吸音低微或消失，同时可听到空气经胸壁伤口进出的声音，叩诊呈鼓音。张力性气胸患者，有严重的呼吸困难、紫绀和休克，有时气体由胸膜腔挤入纵隔和皮下组织，在头、颈、上肢、胸部等处可触及皮下气肿，伤侧呼吸音极度减弱或消失，叩诊呈鼓音，胸腔穿刺抽出部分气体后，压力减低，但不久又增高，X 线检查可了解气胸程度以及肺萎陷和纵隔移位的程度。

并发血胸时，小量的胸膜腔积血，常无自觉症状。大量积血可出现面色苍白、气促、紫绀，脉细数。检查见肋间饱满，叩诊呈浊音，呼吸音及语颤减低，胸腔穿刺可明确诊断。X 线检查时，小量积血仅见肋膈角消失，大量积血则全肺为液体阴影所掩盖，若同时存在气胸则出现液平面。血胸形成后，出血停止，称非进行性血胸；如破裂的血管继续出血，症状逐渐加剧，则称为进行性血胸。

胸部陈伤多见虚证，胸胁隐隐作痛，经久不愈，时轻时重，每因劳累或风寒外袭而诱发，外无明显肿胀及固定压痛点，苔薄白，脉多细涩。

根据受伤史、临床表现和 X 线检查可作出诊断。

【治疗方法】

1.整复方法

单纯肋骨骨折，因其有肋间肌的保护和其余肋骨的支持，所以多无明显移位，且较稳定，一般无需手法整复。若有明显移位的肋骨骨折，则采用下列方法整复。

(1)立位整复法：嘱患者站立靠墙，医者与患者相对，并用双足踏患者双足，双手通过患者腋下，相叉抱于背后，然后双手扛起肩部，使患者挺胸，骨折断端自然整复。

(2)坐位整复法：根据上法原理，嘱患者正坐，助手在患者背后，将一膝顶住背部，双手握其肩，缓缓用力向后方拉开，使患者挺胸，医者一手扶健侧，一手按定患侧，用推按手法将高凸部分按平。若后肋骨骨折，助手扶住胸前，令患者挺胸，医者立在患者背后，用推按手法将断骨矫正。

(3)卧位整复法：用于前胸肋骨骨折，且病人身体衰弱时。患者仰卧，背部垫高，医者仍按坐位时的手法进行整复。

2.固定方法

(1)胶布固定法：患者正坐，在粘贴胶布的皮肤上涂复方安息香酸酊，作深呼气使胸围缩至最小，然后浅呼吸，用宽 7～10cm 的长胶布，自健侧肩胛中线绕过骨折处紧贴至健侧锁骨中线，第二条盖在第一条的上缘，互相重叠 1/2，由后向前、由下至上地进行固定，一直将骨折区和上下邻近肋骨全部固定为止。固定时间约 3～4 周。

(2)宽绷带固定法:适用于皮肤对胶布过敏者,骨折部可外贴治伤膏药或消瘀膏。嘱患者作深呼气,胸廓缩至最小,然后浅呼吸,用宽绷带多层环绕包扎固定或多头带包扎固定3～4周。

(3)肋骨牵引术:多根肋骨双处骨折,必须迅速固定胸廓,减少反常呼吸引起的生理障碍,可用厚敷料垫于伤部,然后用胶布固定,必要时手术内固定或用肋骨牵引术。肋骨牵引的方法:患处常规消毒,局麻下在骨折中部作一小切口,并将骨折段中部行骨膜下剥离,穿过一根不锈钢丝,与牵引装置相连接。若多根肋骨骨折,需一一进行牵引,牵引重量0.5～1kg。2～3周后解除牵引,皮肤消毒后抽出钢丝。也可用持巾钳夹住内陷的肋骨进行牵引,效果亦佳。

3.穿刺引流

合并闭合性气胸而胸腔积气较少者,不需要特殊处理,积气往往能自行吸收,肺再扩张。若积气较多,有胸闷、气急存在,可自第二肋间锁骨中线处行胸腔穿刺抽出积气。开放性气胸急救时用消毒纱布或凡士林纱布填塞创口包扎,阻止胸腔与外界空气相通。待一般情况改善后,在手术室进行清创术,如合并内脏损伤者,应先处理脏器损伤。术中要去除异物、碎骨片和部分失去活力的胸壁组织,污染严重者宜胸壁引流,并积极控制感染。张力性气胸急救时,在前胸第二肋间插入一针头排气,暂时降低胸腔内压力,以后插入引流管进行水封瓶引流。非进行性血胸可在损伤12～24h后施行胸腔穿刺术,在腋后线6～7肋间抽吸积血,如积血较多者可分次吸出,每日1次,量不超过1000mL,每次抽吸后可注入抗生素,预防感染。对进行性血胸,在抗休克、给予静脉或动脉内输血后予以剖胸探查,妥善止血,术后插入引流管作水封瓶引流。疑有胸腔内脏损伤,严重血胸或机化血胸、纤维胸等需要手术治疗者,应转胸外科处理。

4.练功活动

整复固定后,轻者可下地自由活动,重症需卧床者,可取半卧位(肋骨牵引者取平卧位),并锻炼腹式呼吸运动,待症状减轻,即应下地自由活动。

5.药物治疗

(1)内治:

①初期:应活血化瘀、理气止痛。伤气为主者,宜理气止痛,佐以活血祛瘀,可选用理气止痛汤、金铃子散、柴胡疏肝散。气逆喘咳者可加瓜蒌皮、杏仁、枳壳等;伤血为主者,宜活血祛瘀,佐以理气止痛,可选用复元活血汤、血府逐瘀汤、和营止痛汤加减。痛甚可加云南白药或三七,咯血者可加白及、仙鹤草、血余炭、藕节等;气血两伤者,宜活血祛瘀、理气止痛并重,可用顺气活血汤或胸伤一方加减。寒热

往来，胸胁苦满者，宜疏肝解郁，和解表里，可用小柴胡汤加减。

②中期：宜补气养血，接骨续损，可选用接骨紫金丹、接骨丹或胸伤二方。

③后期：胸胁隐隐作痛或陈伤者，宜化瘀和伤、行气止痛，可选用三棱和伤汤、黎洞丸。气血虚弱者用八珍汤合柴胡疏肝散。

(2)外治：初期可选用消肿散、双柏散、定痛膏或消肿止痛膏。中期用接骨续筋药膏或接骨膏。后期用狗皮膏、万应膏或万灵膏敷贴，或用海桐皮汤熏洗。

二、脊柱骨折

脊柱俗称脊梁骨，位于项、背、腰、臀部的正中，由 33 节椎骨组成，各节呈塔状紧密连结，构成躯干的中轴。脊柱是负重、运动、吸收震荡及平衡肢体的重要结构，具有保护及支持内脏、脊髓等作用。

脊柱有颈椎 7 节；胸椎 12 节；腰椎 5 节；骶椎幼年为 5 节，至成年融合为 1 块，尾椎 4 节；总共 33 节。颈椎较小居上，胸椎稍大居中，腰椎最大居下，呈塔式连接以负重与运动。再下有上宽下窄的骶骨，其两侧各有四孔谓之八髎，为五节骶椎融合为一的合缝之处，末端接有尾椎。

颈椎的活动范围最大，它能旋转，前后屈伸和左右侧弯。旋转活动主要发生在寰椎和枢椎之间。颈椎 3～7 负责屈、伸、侧弯等活动。胸椎 1～10 的活动度极小，略有屈伸、旋转的活动。胸椎 11～12 和腰椎的活动范围仅次于颈椎，它的主要作用是前屈、背伸、侧弯和旋转。

椎骨的棘突较小，向后，位置表浅，而椎体较大，向前，居内。除了第 1、第 2 颈椎及骶尾椎外，椎骨的形态基本相似，椎体后面为椎弓根与椎板，构成椎孔，通过脊髓。椎弓根上下切迹组成椎间孔，脊神经从该孔穿出椎管。附连于椎弓有 7 个骨突，即两侧横突、上下关节突和后侧棘突。椎体之间以椎间盘相连。正常脊柱有 4 个生理弧度，颈椎和腰椎向前突，胸椎和骶尾椎向后突。

各椎骨间有韧带相连结，椎体前面为前纵韧带，后面为后纵韧带，在各横突间有横突间韧带，各棘突间有棘上韧带和棘间韧带(颈部棘上韧带比较发达，称项韧带)，椎板间亦有坚强的韧带连结，该韧带略呈黄色，称黄韧带。各韧带在维护脊柱运动和承重功能上有重要作用。

椎骨的椎孔连成椎管，内含脊髓。脊髓发出 31 对脊神经，包括颈神经 8 对，胸神经 12 对，腰神经 5 对，骶神经 5 对，尾神经 1 对。在人体发育过程中，脊柱的生长速度超过了脊髓，因此，成人脊髓的末端仅达第 1 腰椎的下缘，第 2 腰椎以下为马尾神经，故脊髓的节段与椎体的节段不相符合。一般说来，颈段脊髓分节平面等于颈椎数目加1，上胸段脊髓相当胸椎数目加2，下胸段脊髓相当于胸椎数目加3，腰脊髓位于第10～第11胸椎之间，骶尾脊髓位于第12胸椎与第1腰椎之间。

第1、第2颈椎又称为环椎和枢椎，两椎构成环枢关节，有旋转与前屈的功能，活动度大，韧带松弛单薄，所以容易发生骨折脱位。脊髓有两个扩张部，一个在第3～第7颈椎之间，称颈膨大；另一个在第10胸椎与第1腰椎之间，称腰膨大。肢体的运动与感觉中枢集中于此。因此，脊髓膨大部发生脊椎骨折时常引起截瘫。

【病因病机】

造成脊椎骨折和脱位的损伤有直接、间接暴力两种。直接暴力如打击、碰撞等。在颈、胸、腰椎多是横突或棘突骨折，在骶椎多是无移位的横断性或粉碎性骨折。严重者可能发生粉碎性骨折移位，临床较少见。

脊椎骨折与脱位多因间接暴力所致。根据其发病机制可分为屈曲型和伸直型两种类型。屈曲型较常见，占所有脊椎骨折脱位的90％以上，其中大部分（超过70％）发生在胸腰段。例如患者自高处坠堕，足或臀部先着地；或重物由高处落下，冲击患者头、肩、背部；或因翻车、跳水等事故，由于脊椎受到暴力作用而骤然过度屈曲所致。脊椎在屈曲位受伤，外力集中到椎体前部，同时受到上、下椎体的挤压，故椎体往往被压缩成楔形。活动范围比较大的椎体或骨突，如第1～第6颈椎，第11、第12胸椎，第1、第2腰椎等是好发处。除椎体被压缩或折断外，后部的附件（包括椎板、椎弓根、关节突、横突与棘突）可发生撕脱、断裂、脱位或交锁，严重者常并发脊髓损伤。

若患者从高处仰面跌下，背部或腰部撞击在地面的木梁或其他坚硬物体上，使脊柱骤然过伸，可发生脊椎骨折脱位，还可能合并前纵韧带断裂及附件骨折，称为伸直型骨折脱位，临床上比较少见，好发于颈椎和腰椎。此外，突然旋转，强力屈伸，如滑冰时摔倒，可引起椎弓峡部骨折。肌肉骤然猛烈收缩，如强力举重时，可造成棘突骨折，但均少见。

根据骨折脱位后脊柱的稳定程度分为稳定性与不稳定性骨折。凡单纯椎体压缩骨折（椎体压缩不超过1/2，不合并附件骨折或韧带撕裂），或单纯附件（横突、棘突或椎板）骨折，称为稳定性骨折；椎体压缩超过1/2或椎体粉碎或骨折伴有脱位、附件骨折及韧带撕裂等，称为不稳定性骨折。不稳定性骨折容易造成脊髓神经损伤。

【诊断要点】

伤后局部肿胀、疼痛，骨折处两侧肌肉紧张，不能站立，翻身困难，脊椎各方向运动障碍。屈曲型可见后凸畸形，颈椎骨折可见头颈倾斜，常用两手托住头部，检查时棘突有明显压痛，棘突间距离改变，局部有肿胀、瘀斑。腰椎骨折时由于腹膜后血肿刺激，可伴有腹部胀痛、胃纳不佳、便秘、舌苔薄白转黄腻、脉弦数等里实证。伴有脊髓神经损伤者，则出现截瘫，损伤平面以下肢体麻木、无知觉、不能活动，排尿及大便功能障碍。

X线正侧位片可显示脊柱骨折的类型和移位情况。应注意椎体是否压缩、压缩的程度，有无粉碎或脱位，椎管、椎间孔是否变形或有骨片进入，椎间隙是否变窄，椎板、椎弓根、关节突、横突、棘突等附件是否骨折，棘突是否排列在一条直线上等。怀疑椎弓骨折者可加摄斜位片。根据受伤史、临床表现和X线检查可作出诊断。

【治疗方法】

1.急救处理

脊柱骨折和脱位的急救处理，对患者预后常有重大关系。如搬运不当可加重脊柱和脊髓损伤，造成不可挽回的严重后果。对于任何脊柱骨折脱位的可疑者，不得任意搬动，就地给予止痛剂及抗休克处理后，方可转送。在搬运过程中，应使脊柱保持伸直位置，避免屈曲和扭转，可采用二人或数人在患者一侧，动作一致地平托头、背、腰、臀、腿的平卧式搬运法，或用滚动的方法，将患者移至有厚垫的木板担架或硬板床上，使患者仰卧。如为颈椎损伤，应有一人固定头部，并略加牵引，勿使其有旋转活动。如用帆布担架抬运屈曲型骨折的患者时，则应采用俯卧位。

2.整复方法

(1)屈曲型脊椎骨折：屈曲型脊椎压缩骨折时，前纵韧带往往保持完整，但发生皱缩。通过手法整复，加大脊柱背伸，前纵韧带由皱缩变为紧张，韧带附着的椎体前部及椎间盘有可能膨胀，恢复其压缩前的外形。

①双踝悬吊法：此法复位前可给止痛剂(杜冷丁100mg肌肉注射)或局部麻醉(1%普鲁卡因40～60mL注入椎板附近)。患者俯卧，两踝部衬上棉垫后用绳缚扎，将两足徐徐吊起，使身体与床面约成45°角。术者用手掌在患处适当按压，矫正后凸畸形。复位后患者仰卧硬板床，骨折部垫软枕。

②攀索叠砖法：此法是一种过伸位脊椎骨折复位法。先让患者双手攀绳，以砖6块，分左右各置3块，双足踏于砖上，然后抽去足下垫砖，让身体悬空(足尖触地)，脊柱呈过伸位。医者在患者腰后，将后凸畸形矫正。此法适用于体格健壮、屈曲型单纯性胸腰椎压缩骨折患者。

③垫枕法：此法患者仰卧硬板床，骨折部垫软枕，垫枕可逐渐加高，使脊柱过伸。此法配合练功疗法效果更好，适用于屈曲型单纯性胸腰椎压缩骨折，以及过伸

复位后维持整复效果。

④攀门拽伸法：嘱患者俯卧在硬木板上，双手攀住木板上缘。三人在下腰部与双下肢拔伸牵引，用手按压骨折部进行复位。这是一种非过伸位脊柱骨折复位法，适用于不稳定性的屈曲型胸腰椎压缩性或粉碎性骨折，以及年老体弱的患者。

⑤持续牵引法：此法适用于轻度移位、无关节交锁的颈椎骨折，一般采用枕颌布托牵引。将枕颌布托套住枕部与下颌部，通过滑车进行牵引，头颈略后伸，牵引重量2～3kg，持续牵引4～6周。若颈椎骨折伴有关节交锁者，需用颅骨牵引。牵引重量应逐步增加，并及时摄片了解复位情况，一般采用5～10kg即可将交锁解除。牵引方向先略加前屈，复位后，牵引方向改为后伸，重量可逐渐减少至1～2kg，继续牵引4～6周后换颈托或用石膏围领保护。

(2)伸直型脊椎骨折：伸直型脊椎骨折极少见。颈椎部损伤时，可采用颈椎中立位枕颌布托牵引，必要时可使颈椎稍向前屈曲。无脊髓损伤者，持续牵引4～6周后，换颈托或石膏围领保护。腰椎部损伤时，应避免脊柱后伸，根据需要将脊柱安置于伸直或略屈曲的位置。

3.固定方法

脊椎骨折脱位整复后，应予以适当固定，一般单纯性胸腰椎压缩性骨折，须仰卧硬板床，骨折部垫软枕。卧床时间3～4周。对于不稳定性胸腰椎骨折，《医宗金鉴·正骨心法要旨》记载用塑形杉木制成的“通木”与“腰柱”固定。现多采用脊椎骨折夹板或石膏背心、金属支架固定，固定时间4～6个月，必要时亦可手术治疗。颈椎骨折脱位者，经整复与持续牵引后，可给予颈托或石膏围领固定。

4.练功活动

胸腰椎骨折通过练功活动可达到复位与治疗目的，不但能使压缩的椎体复原，保持脊柱的稳定，而且由于早期活动可增加腰背肌肌力，不至于产生骨质疏松现象，亦可避免或减少后遗慢性腰痛。伤后若无休克等合并症的单纯压缩性骨折，应在复位后第2天起开始逐步练功，一般4周以后即可带夹板下床活动。对于不稳定性骨折，卧床1～2周后开始练功，下床时间应在6～8周以后，且须用胸腰椎夹板固定。伤后4个月内应避免向前弯腰动作。一般屈曲型胸腰椎压缩性骨折可采用下列练功法。

(1)仰卧式：

①五点支撑法：在木板床上，患者仰卧，用头部、双肘及双足跟五点支撑起全身，使背部尽力腾空后伸。伤后早期即可采用此法。

②三点支撑法：患者双臂置于胸前，用头部及双足跟撑在床上，而全身腾空后

伸。本法是在五点支撑法基础上的发展，适用于中后期。

(2)俯卧式：可用飞燕点水法。患者俯卧，两上肢后伸，头部与肩部都尽量后仰，在上肢后伸、头与背部尽力后仰的同时，下肢伸直后伸，全身翘起，仅让腹部着床呈一弧形。适用于中后期。

5.药物治疗

(1)早期：局部肿胀，剧烈疼痛，胃纳不佳，大便秘结，苔薄白，脉弦紧，证属气滞血瘀，治宜行气活血，消肿止痛。方用复元活血汤、腰伤一方或膈下逐瘀汤，外敷消瘀膏或消肿散。兼有少腹胀满、小便不利者，证属瘀血阻滞、膀胱气化失调，治宜活血祛瘀，行气利水，用膈下逐瘀汤合五苓散。若局部持续疼痛、腹满胀痛、大便秘结、苔黄厚腻、脉弦有力，证属血瘀气滞，腑气不通，治宜攻下逐瘀，方用桃核承气汤或大成汤加减。

(2)中期：肿痛虽消而未尽，仍活动受限，舌黯红、苔薄白，脉弦缓，证属瘀血未尽，筋骨未复，治宜活血和营，接骨续筋。方用复元通气散加减，还可应用腰伤二方或跌打养营汤内服，外贴接骨膏。

(3)后期：腰酸腿软，四肢无力，活动后局部隐隐作痛，舌淡苔白，脉虚细，证属肝肾不足、气血两虚，治宜补益肝肾，调养气血，方用六味地黄汤、八珍汤或壮腰健肾汤加减，外贴万应膏或狗皮膏。

三、骨盆骨折

骨盆是由骶骨(八髎骨)、尾骨(尾闾骨)、耻骨(下横骨)、坐骨(楗骨、交骨)连接而成如漏斗状的结构。前方有耻骨联合，后方有骶髂关节，均有坚强的韧带附着。骨盆上连脊柱，支持上身体重，同时又是连接躯干与下肢的桥梁。骨盆髋臼是髋关节的组成部分，躯干重力必须通过骨盆才能传达到下肢，下肢的运动必须通过骨盆才能传达到躯干。骨盆环的后方有两个负重主弓。站立时，重力线经骶髂关节至两侧髋关节，称骶股弓；坐位时，重力线经骶髂关节至两侧坐骨结节，称骶坐弓。前方上下各有一个起约束作用的副弓。上束弓经耻骨体及耻骨上支，防止骶股弓分离；下束弓经耻骨下支及坐骨下支，支持骶坐弓，防止骨盆向两侧分开。副弓(尤其是下束弓)较薄弱，容易发生骨折。若主弓有骨折时，副弓多同时骨折。骨盆对盆腔内的脏器和组织(如膀胱、直肠、输尿管、血管、神经和性器官)有保护作用。严重的骨盆骨折，除影响其负重功能外，常可伤及盆腔内脏器或血管、神经，尤其是大量出血会造成血脱，可能危及生命。

【病因病机】

骨盆骨折多由强大的直接暴力所致，如车轮碾轧、坑道或房屋倒塌、机械碰撞等。此外，跌倒时骶尾部撞击于硬物，可发生骶、尾骨骨折，肌肉的强烈收缩可发生髂前上、下棘或坐骨结节撕脱骨折。

暴力可来自骨盆的侧方、前方或后方，骨折既可以发生于直接受力的部位，也可以通过骨盆环传达受力而发生在他处。骨盆由侧面受挤压时，强大的外力和对侧面的反冲击力首先使结构薄弱的骨盆前部发生骨折。继而在骶髂关节处产生一种合页样动作，髂骨发生内旋移位，骶髂关节韧带断裂并向后方移位，并由于肌肉牵拉，患侧半骨盆向后上方移位。骨盆前后方受挤压时，如车轮碾过骨盆一侧时，可造成耻骨部和髂骨部联合骨折，或一侧耻骨上、下支骨折合并骶髂关节脱位或髂骨骨折。骨盆骨折按盆弓断裂的程度分为 3 类。

1.盆弓无断裂骨折

如髂骨翼骨折；耻骨一支骨折；髂前上、下棘骨折；坐骨结节骨折；骶骨骨折；尾骨骨折或脱位。

2.骨盆环单弓断裂骨折

如一侧或双侧耻骨上、下支骨折；耻骨联合分离；一侧骶髂关节脱位或一侧骶髂关节附近的髂骨骨折。

3.骨盆环双弓断裂骨折

如一侧耻骨上、下支骨折合并同侧骶髂关节脱位或髂骨骨折；耻骨联合分离合并一侧骶髂关节脱位或髂骨骨折；骨盆环多处骨折。

【诊断要点】

伤后局部疼痛、肿胀、瘀斑，不能起坐、站立和翻身，下肢活动困难。骨盆挤压试验（即以两手向内对向挤压两侧髂骨翼）和分离试验（即以两手分别置于两侧髂前上棘向后外方推压骨盆）时骨折处疼痛加剧。若尾骨骨折，坐位时疼痛加重，站位或卧位则减轻，尾椎压痛明显，肛门指检有触痛或摸到移位的骨片。摄骨盆正位 X 线片可明确骨折部位和类型。髂骨翼内旋时，其宽度变小，耻骨联合向对侧移位或耻骨支发生驾叠，闭孔变大；髂骨翼外旋时，其宽度增加，闭孔变小，耻骨联合向同侧移位或耻骨支骨折端发生分离。必要时可摄骶尾椎正侧位或骶髂关节斜位片。

对骨盆骨折应先检查全身情况，注意有无头、胸、腹、四肢等处的复合损伤。常见的并发症如下。

1.血管损伤

髂内动静脉的壁支都紧靠骨盆壁行走,骨盆骨折可引起盆腔内血管破裂,往往经抢救处理,血压仍然继续下降,进行性贫血,骨盆附近瘀血肿胀范围不断扩大,有出血性休克的表现。此外,盆腔后壁静脉丛破裂可形成腹膜后血肿。严重骨盆骨折的失血量可达2500～4000mL,这是伤后早期造成死亡的主要原因。

2.神经损伤

多因骨折移位牵拉或骨折块压迫所致,可引起腰丛、骶丛、闭孔神经或股神经损伤。伤后可出现臀部或肢体某部麻木、感觉减退或消失、肌肉萎缩无力,多为可逆性,一般经治疗后能逐渐恢复。

3.尿道破裂

古称"海底穴伤"。多发生于后尿道,表现为尿滴血、膀胱膨胀、排尿困难、会阴部血肿及尿外渗等症状。

4.膀胱破裂

骨折端可刺破膀胱,在膀胱充盈时容易发生。可分为腹膜外破裂与腹膜内破裂两种。前者无腹膜刺激征,患者仍可自行排出少量血尿,尿外渗至耻骨上前腹壁及膀胱直肠间隙,致下腹肿胀、发硬及明显压痛;后者因尿液流入腹腔而引起腹膜刺激征,如腹痛,恶心、呕吐,腹肌紧张,下腹压痛、反跳痛及膀胱空虚等。

5.直肠破裂

患者下腹部疼痛,有里急后重感,直肠指诊时有压痛和血迹,腹膜内破裂时出现腹膜刺激征,而腹膜外破裂则在肛门周围发生严重感染。

【治疗方法】

1.急救处理

骨盆骨折死亡率较高,首先应把抢救创伤性出血性休克放在第一位。对于失血过多造成血脱者,要迅速补充血容量,若估计出血量已接近或超过总量的1/2,经积极的抗休克治疗,休克仍不能纠正,甚或进行性加重时可考虑结扎髂内动脉,若合并盆腔内脏损伤,应请专科会诊,及时处理。

2.整复方法

(1)盆弓无断裂或单弓断裂的骨折,多无明显移位,一般不必整复。有移位的尾骨骨折脱位,可用手指伸入肛门内整复。坐骨结节骨折有移位者,使患者侧卧,保持髋伸直膝屈曲,使腘绳肌放松,骨折移位可用按压手法整复。

(2)有移位的骨盆骨折:尤其是盆环双弓断裂者,若病情许可,应采用手法复位。复位的方法应根据骨折移位情况而定。髂骨翼外旋、耻骨联合分离者,患者仰卧，术者先纵向牵引患侧下肢以纠正半侧骨盆向上移位，然后用两手对挤髂骨部，使骨折整复；或者使患者侧卧于木板上，患侧向上，用推按手法对骨盆略加压力，使分离的骨折段复位。髂骨翼内旋、耻骨联合向对侧移位者，患者仰卧，术者先纵向牵引纠正患侧骨盆向上移位，然后以两手分别置于两侧髂前上棘向外推按，分离骨盆，使骨折段复位。

3.固定方法

无明显移位的骨盆骨折，卧床3～5周即可，不必固定。髂骨翼外旋、耻骨联合分离者，手法复位后可应用多头带包扎或骨盆帆布兜悬吊固定，固定时间4～6周。骨盆向上移位者，应采用患侧下肢皮肤牵引。向上移位超过2cm者，应采用股骨髁上或胫骨结节骨牵引，牵引重量为体重的1/5～1/7，牵引时间需6～8周。

4.练功活动

骨盆周围有坚强的筋肉，骨折整复后不易再移位，且骨盆为松质骨，血运丰富，容易愈合。未损伤骨盆后部负重弓者，伤后第1周练习下肢肌肉收缩及踝关节屈伸活动，伤后第2周练习髋关节与膝关节的屈伸活动，伤后第3周可扶拐下地站立活动。骨盆后弓损伤者，牵引期间应加强下肢肌肉舒缩和关节屈伸活动，解除固定后即可下床开始扶拐站立与步行锻炼活动。

5.药物治疗

早期宜活血祛瘀、消肿止痛，内服活血汤或复元活血汤加减，亦可用接骨丹冲服，外用消瘀膏、消肿散或双柏散。若合并大出血发生血脱者，应急投独参汤加炮姜、附子。中、后期应强筋壮骨、舒筋通络，内服选用舒筋汤、生血补髓汤或健步虎潜丸，外用海桐皮汤或骨科外洗一方煎水熏洗。

第二章　脱位

第一节　肩关节脱位

【概述】

肩关节脱位是指肱骨头与肩胛盂发生移位，又称为肩肱关节脱位，是临床上最常见的脱位之一，多发生于20～50岁的成年男性。根据脱位后肱骨头的位置，可分为前脱位和后脱位两种，前脱位又分为喙突下、盂下、锁骨下脱位3种。根据脱位的时间与复发次数，可分为新鲜、陈旧和习惯性脱位。新鲜脱位处理不及时或不妥，往往转变为陈旧性脱位，脱位有时可伴有骨折。中医可将其归属为“肩胛骨出”“肩膊骨出向”或“肩骨脱臼”。

【诊断要点】

1.临床表现

(1)肩关节前脱位：

①肩部受伤后，局部疼痛、肿胀，肩部活动障碍，后期患侧三角肌萎缩。

②肩部呈“方肩”畸形，有空虚感，可在腋窝或喙突或锁骨下扪及肱骨头，伤肢处于20°～30°肩外展位，并呈弹性固定。

③搭肩试验(Dugas征)及直尺试验阳性。

(2)肩关节后脱位：

①肩部剧痛，肩后肩峰下压痛明显。

②上臂固定于中立位或内收内旋位，不能外展外旋。

③喙突异常突起，在肩峰下可触及肱骨头。

(3)习惯性肩关节脱位：

①有多次脱位病史。

②脱位时疼痛不剧烈，但仍有关节活动障碍。

③当肩外展、外旋和后伸时，易诱发再脱位。

2.诊断标准

(1)肩关节前脱位:

①外伤史。

②肩部受伤后,局部疼痛、肿胀,肩部活动障碍。

③肩部呈“方肩”畸形,有空虚感,可在腋窝或喙突或锁骨下扪及肱骨头,伤肢处于20°~30°肩外展位。并呈弹性固定。

④搭肩试验(Dugas征)及直尺试验阳性。

⑤X线片可以确诊。

(2)肩关节后脱位:

①外伤史。

②喙突突出明显,肩前部塌陷扁平,肩部活动受限。

③在肩胛冈下触及肱骨头,上臂呈轻度外展,内旋畸形。

④X线照片可以确诊。

(3)习惯性肩关节脱位:

①有多次脱位病史。

②脱位时疼痛不剧烈,但仍有关节活动障碍。

③当肩外展、外旋和后伸时,易诱发再脱位。

④X线片可以确诊。

3.辅助检查和实验室检查

X线片可确诊,肩关节后脱位者摄腋窝位。

【鉴别诊断】

1.肱骨外科颈骨折

二者都有肩关节部疼痛、肿胀、活动受限,但肩关节脱位者有“方肩”畸形,关节盂空虚,弹性固定或喙突过分前突,在关节周围可触及脱出的肱骨头等体征,而肱骨外科颈骨折局部有环形压痛和纵向叩击痛,非嵌插型骨折可出现畸形、骨擦音及异常活动,X线片可加以鉴别并确诊。

2.肩周炎

肩周炎与肩关节脱位均有肩部的剧烈疼痛和肩关节功能明显受限,但肩周炎是一种慢性的肩部软组织的退行性炎症,早期以剧烈疼痛为主,中晚期以功能障碍为主。而肩关节脱位则多有急性损伤史,如过力或突发暴力的牵拉及冲撞,跌倒时手掌和肘部着地,由于突然的暴力沿肱骨向上冲击,使肱骨头脱离关节盂。

【治疗方法】

1.手法整复

(1)新鲜肩关节前脱位:

①悬吊复位法(Stimson方法):此法适用于年老体弱及有麻醉禁忌证者,比较安全。患者俯卧于床上,患肢悬垂于床旁,根据患者肌肉发达程度,患肢手腕系布带并悬挂2.27～4.54kg重物(不要以手提重物),依其自然牵引持续15min,肩部肌肉由于持续重力牵引作用而逐渐松弛。往往在牵引过程中肱骨头即可自动复位。有时术者需内收患肩或以双手自腋窝向外上方轻推肱骨头,或轻轻旋转上臂,肱骨头即可复位。

②Hippocratic复位法:是一种最古老的复位方法,至今仍被广泛应用。只需一人操作。术者沿患肢畸形方向牵引,同时以足跟蹬于患肩垫有棉垫的腋窝部,向外上方用力,逐渐增加牵引力量,同时轻柔旋转上臂,以解脱肱骨头的病理咬合,并内收上臂,此时肱骨头即可复位。复位时常感到肱骨头的滑动感和复位后的响声。复位后患者肩部疼痛症状顿时明显减轻,肩部恢复饱满,Dugae征阴性,肩关节恢复一定的活动。

③Kocher方法:Kocher方法亦为应用已久的复位方法。患者仰卧,肘关节屈曲,施术者一手握住患者手腕,另一手握住其肱骨下端,在轻度外展位持续牵引,助手以手或布兜住患者侧胸壁做反牵引。保持牵引1～2min后轻柔外旋上臂(正常外旋度为80°左右),在继续牵引下逐渐内收上臂使肘部向前中线靠拢,达极度内收后迅速内旋上臂,亦即让伤侧手快速摆向对侧肩部,此时可感觉到肱骨头滑入肩胛盂。本法利用杠杆作用,如应用得法,复位过程省力、轻巧,反之应用不当或用力过大,肱骨及肩周软组织受力过大,可导致肱骨干、肱骨颈骨折,旋转袖撕裂,腋动脉或臂丛神经损伤。年龄较大的女性患者往往伴有骨质疏松,尤应谨慎使用。

(2)肩关节后脱位:麻醉后沿肱骨轴线纵向牵引,同时内收上臂以使肱骨头与肩盂后缘解脱,此时术者以一手自后方向前推挤肱骨头,同时再外旋上臂,一般肱骨头即可复位。

(3)习惯性肩关节脱位:一般可自行复位或轻微手法即可复位,可用上述方法。

(4)陈旧性肩关节脱位:陈旧性肩关节前脱位及后脱位治疗原则是尽量手法复位,如获成功效果比手术复位为佳。勉强复位,有时可致骨折或神经损伤等并发症,故须严格选择病例,掌握适应证及手法复位的技术。操作用力适当,手法轻柔,动作缓慢,避免造成骨折或血管神经损伤等合并症。

2.固定方法

新鲜肩关节前脱位复位后将上臂置于内收、内旋、肘关节屈曲90°功能位，用三角巾悬吊胸前2～3周。

肩关节后脱位将上臂固定于外展、外旋及轻度肩后伸位，用肩人字石膏固定。

习惯性肩关节脱位用颈腕吊带和胸臂绷带将上肢固定在胸前。

3.药物治疗

(1)中药治疗：

①中药辨证内服：复位固定后，肩关节脱位可按损伤三期辨证施治进行治疗。

a.初期：活血祛瘀，消肿止痛。

主方：活血祛瘀方。

当归10g，赤芍10g，红花12g，栀子10g，桃仁10g，泽兰10g，生地黄15g，三七末3g(冲服)。水煎服，日1剂。

b.中期：舒筋活血，强筋壮骨。

主方：壮筋养血汤。

当归9g，川芎6g，白芷9g，续断12g，红花5g，生地黄12g，牛膝9g，牡丹皮9g，杜仲6g。水煎服，日1剂。

c.后期：补肝肾，壮筋骨。

主方：补肾壮筋汤。

熟地黄12g，当归12g，牛膝10g，山茱萸12g，茯苓12g，续断12g，杜仲10g，白芍10g，青皮5g，五加皮10g。水煎服，日1剂。

②中药外敷：

a.早期：外用方消肿止痛膏。

姜黄、羌活、干姜、栀子、乳香、没药各150g。共研细末，用凡士林调成60％软膏，外敷患处。每日1次。

b.后期：中药外洗方如骨科外洗一方。

宽筋藤30g，钩藤30g，忍冬藤30g，王不留行30g，刘寄奴15g，防风15g，大黄15g，荆芥10g。解除固定后，煎水熏洗患肢，每日1剂，每日2次。

(2)西药治疗：疼痛剧烈者可予非甾体抗炎药如美洛昔康7.5mg po bid；或塞来昔布200mg po bid。

4.功能锻炼

固定2～3d后在三角巾悬吊下行肩肱关节前后、内外摆动练习，逐步增大摆动幅度。去除三角巾后行三角肌及肩带肌肉的肌力练习及恢复肩关节活动度的练习，但要防止过分牵伸关节囊的撕裂部位，以免增加习惯性脱位的可能。

5.手术治疗

(1)新鲜性肩关节脱位：新鲜肩关节脱位极少需要手术治疗，只有经多次手法复位无效才考虑手术切开复位，复位失败原因一般为软组织的交锁。

(2)陈旧性肩关节脱位：陈旧性肩关节脱位一般都需要手术治疗，手术切开复位后肱骨头可以用克氏针固定，并需要修复损伤的关节囊等组织。

(3)习惯性肩关节脱位：习惯性肩关节脱位常常困扰患者的工作和生活，手术方法多种多样，例如关节囊、盂唇和肩胛下肌腱成形术，肌腱转位手术，骨阻滞手术，截骨术，悬吊手术等。随着医学的飞速发展，近十年来关节镜下盂唇修补、骨移植等手术日渐成熟，已经成为治疗肩关节习惯性脱位的常规方法，为广大患者解决了痛苦。

第二节　肘关节脱位

【概述】

肘关节脱位是肘部常见损伤，在全身大关节脱位中占 1/2 左右。肘关节为屈戌关节，正常肘关节由肱尺、肱桡和上尺桡关节组成，主要是肱尺关节进行伸屈活动(伸 0°，屈 150°)。肘关节的稳定性主要依赖肱骨下端与尺骨上端的解剖联系，关节囊两侧的侧副韧带和桡骨头环状韧带加强这种联系。肘关节后部关节囊及韧带较薄弱，易发生后脱位。肘部的三点骨突标志是肱骨内、外上髁及尺骨鹰嘴突。肘关节伸直时，这三点成一直线；屈肘 90°时，这三点构成一等腰三角形，称为“肘三角”，该三角骨性标志有无改变对鉴别肘关节脱位和骨折有重要意义。当肘关节后脱位时，肘后三点的位置关系即发生改变。

【诊断要点】

1.临床表现

肘关节后脱位最为常见，大多发生于青壮年，多由传达暴力和杠杆作用所致。跌倒时用手掌撑地，肘关节在旋后半伸直位，作用力沿尺骨、桡骨长轴向上传导，尺骨、桡骨上端向近侧冲击，并向上后方移位。传达暴力使肘关节过度后伸，尺骨鹰嘴撞击鹰嘴窝，形成杠杆作用，使止于喙突上的肱前肌和肘关节囊前壁撕裂。肱骨下端前移，桡骨头和尺骨鹰嘴后移，形成肘关节后脱位。由于暴力方向不同，尺骨鹰嘴除向后移位外，有时还可向内侧或外侧移位。有些病例可能合并尺骨喙突骨折。肘关节脱位可合并肱骨内、外上髁骨折,有时骨折片嵌在关节内阻碍复位,可合并尺神经损伤。

肘关节前脱位很少见,多为直接暴力所致,患者屈肘位跌倒,肘尖触地,暴力由后向前,使尺骨鹰嘴推移至肱骨的前方,造成肘关节前脱位,多并发鹰嘴骨折。部分患者发生尺桡骨近端脱向肱骨远端的内侧或外侧的侧方脱位以及肱骨远端脱向尺桡骨之间,尺桡骨呈相反方向分离的分离脱位。

肘关节脱位时肘窝部和肱三头肌腱常因肱前肌腱被剥离,骨膜、韧带、关节囊的撕裂而产生血肿,易发生异位骨化,是整复困难及后期功能恢复障碍的主要原因。

2.诊断标准

(1)肘关节后脱位:

①伤后肘关节肿胀、压痛,特有畸形,弹性固定,主动活动受限。

②肘后三点关系失常,尺骨鹰嘴后突,鹰嘴上方空虚,前方肘窝处可触及扁圆形的肱骨下端,肘关节后外侧可触及脱出的桡骨头,尺骨鹰嘴肘部肿胀畸形明显,肘窝部饱满,前臂外观变短,尺骨鹰嘴后突,肘后部空虚、凹陷。

③关节弹性固定于半屈曲位,只有微小的被动活动度。

(2)肘关节前脱位:

①伤后肘关节肿胀、压痛,肘关节过伸,屈曲受限,弹性固定。

②一般合并有尺骨鹰嘴骨折,肘后三点关系正常,肘前隆起,可触及脱出的尺桡骨上端,肘后可触及肱骨下端及游离的鹰嘴骨折片。

③前臂较健侧长,可有不同程度的旋前或旋后畸形。

(3)辅助检查和实验室检查:肘部正侧位 X 线片可以明确肘关节脱位的类型,以及是否合并有骨折。

【鉴别诊断】

1.肱骨远端全骺分离

小儿 X 线片上肱骨小头骨化中心未显现,仅靠 X 线片诊断,肱骨远端全骺分离极易误诊为肘关节脱位。由于儿童时期骺板的强度远不及关节囊及韧带,对儿童的关节部位损伤,首先要考虑有无骨骺损伤的可能;其次,仔细全面的临床检查也是诊断非常重要的一环。根据肿胀、压痛及瘀血斑的部位可对骨折部位有初步印象,利用一些特殊骨性标志如肘后三角等来诊断和鉴别肱骨下端骨骺分离与肘关节脱位。熟悉小儿肘关节解剖形态及生理演变,才能在阅读 X 线片时提高诊断符合率,以免误诊误治,给患儿的生长发育造成严重后果。

2.伸直型孟氏骨折

合并尺骨鹰嘴骨折的肘关节前脱位应该与伸直型孟氏骨折鉴别,前者肱尺关节脱位,上尺桡关节关系正常;后者肱尺关节正常,上尺桡关节关系异常,桡骨头脱位。

3.肱骨髁上骨折

肘关节后脱位应该与肱骨髁上骨折鉴别。肘关节后脱位时,肘后三角有变化,上臂正常、前臂短缩;肱骨髁上骨折肘后三角无变化,上臂短缩、前臂正常。

【治疗方法】

1.手法整复

(1)新鲜肘关节后脱位:新鲜肘关节后脱位病史短(24h 内)者,一般可不用麻醉即能复位;病史长(超过 24h)或患部肌肉韧带紧张者,可选用局麻或臂丛麻醉。常用的复位方法有以下两种。

①膝顶复位法:患者端坐位,术者立于伤侧前面,一手握住其上臂,另一手握住腕部,同时足踏于凳面上,以膝顶在患肢肘窝内,沿前臂纵轴方向用力牵引,并逐渐屈肘。

②拔伸牵引法:患者坐位,助手立于患者背后,双手握其上臂,术者站在伤侧前面,以双手握住其腕部,置前臂于旋后位,两人同时做对抗拔伸牵引数分钟,然后术者以一手握腕部继续保持牵引,另一手拇指抵住肱骨下端向后推按,其余四指抵住鹰嘴向前端提,并慢慢将肘关节屈曲。或者卧位,患者仰卧,伤肢靠床边,术者一手按其上臂下端,另一手握住伤肢前臂顺势牵引,当听到或触到关节复位弹响感觉时,屈曲肘关节。

(2)新鲜肘关节前脱位:麻醉方法同肘关节后脱位。患者取坐位或卧位,一助手牵拉固定患肢上臂,术者握前臂,推前臂向后,即可复位。复位后石膏固定患肘于半伸肘位 4 周,有时尺骨鹰嘴骨折不能手法整复,需手术复位固定。

(3)陈旧性肘关节脱位:肘关节脱位超过 3 周者,由于血肿机化及瘢痕组织形成,关节间隙充满肉芽组织,关节周围组织广泛性粘连、挛缩,给复位带来很大困难。一般脱位时间越长,整复越困难。若成年人脱位在 3 个月以内,无合并骨折或血管神经损伤,无骨化性肌炎的单纯性后脱位患者,采用手法整复,可获得较满意的结果。如不能复位时,切不可强力复位,应采取手术复位。

2.固定方法

单纯的新鲜肘关节后脱位复位成功后用“8”字绷带固定肘关节于屈曲 90°功能位,三角巾悬吊于胸前;合并骨折者按照骨折处理,一般用石膏固定 4～6 周。

3.药物治疗

(1)中药治疗:

①中药辨证内服:按照骨伤科中医三期辨证用药。初期患肘肿痛明显,宜活血化瘀、消肿止痛;中后期宜舒筋活血、强筋壮骨。

a.初期:活血化瘀,消肿止痛。

处方:桃红四物汤。

生地黄 15g,赤芍 15g,川芎 15g,当归 15g,续断 15g,五加皮 15g,桃仁 15g,红花 10g,枳壳 10g。日 1 剂,水煎服。

b.中后期:和营生新,舒筋活络,佐以理气活血。处方:壮筋养血汤。

白芍 10g,当归 10g,川芎 10g,川续断 15g,红花 10g,生地黄 10g,牛膝 10g,牡丹皮 10g,杜仲 10g。日 1 剂,水煎服。

②中药外敷:初期宜局部散瘀消肿止痛为主,中期接骨续筋,促进周围软组织损伤的修复,后期以外洗方促进关节功能恢复为主。

(2)西药治疗:复位后肘关节肿胀较重者,静脉滴注甘露醇 250mL,每日 2 次;或者静脉滴注七叶皂苷钠 10mg,每日 2 次。疼痛剧烈者可予非甾体抗炎药,口服美洛昔康胶囊,每次7.5mg,每日 2 次,或塞来昔布,每次 200mg,每日 2 次。

4.功能锻炼

肘关节脱位复位固定后,及早进行握拳锻炼,以消肿止痛,防止出现肌肉萎缩。解除固定后逐渐进行肘关节屈伸锻炼,禁止强力屈伸及按摩,以免发生骨化性肌炎。

5.手术治疗

新鲜肘关节脱位,经手法复位成功率很高,应尽可能采用手法治疗。对于陈旧性肘关节脱位手法复位失败者或损伤已达数月,无异位骨化和明显软组织萎缩者,应行手术切开复位。如合并有尺神经损伤,手术时应先探查神经,在保护神经下进行手术复位,复位后宜将尺神经移至肘前,如关节软骨已破坏,应考虑做肘关节成形术或人工关节置换术。

第三节　髋关节脱位

【概述】

髋关节由髋臼、股骨头关节囊和韧带等构成,属多轴的球窝关节。髋臼的周缘附有纤维软骨构成的髋臼唇,以增加髋臼的深度。股骨头和股骨颈通过坚韧致密的关节囊和圆韧带与髋臼相连，且前面有强大的髂股韧带，后面有耻股韧带和坐股韧带加强，具有较大的稳固性。因此，髋关节脱位只有在强大暴力作用下才可能发生，见于活动力强的青壮年男性，其发病率在全身四大关节（肘、肩、髋、膝）中居第3位。

髋关节脱位后根据股骨头移位情况，可分为前脱位、后脱位及中心性脱位3种。临床上以后脱位最为常见，前脱位次之，中心性脱位少见。

髋关节后脱位多由间接暴力引起，当髋关节屈曲90°时，过度内收内旋股骨干，使股骨颈前缘抵髋臼前缘处为支点形成杠杆，当股骨干继续内旋并内收时，股骨头因受杠杆作用而离开髋臼造成后脱位。或当髋、膝均屈曲位时，暴力由前向后作用于膝部，再经过股骨干传导到髋部，如高速行驶的汽车突然刹车，由于惯性使坐位乘客膝部受外力撞击而脱位。或暴力由后向前作用于骨盆，亦可发生股骨头向后脱位，如屈髋弯腰劳动时，塌方的煤块或土方由后向前撞击骨盆，使股骨头相对后移而脱位。有时还合并髋臼后缘骨折、股骨头骨折或坐骨神经受到移位的股骨头压迫、牵拉而被损伤。

当髋关节伸直而股骨突然受到外展暴力时，大腿因外力过度外展、外旋时，股骨大粗隆顶端与髋臼上缘接触，并以此为支点形成杠杆作用，股骨头突破关节囊前下方薄弱处，而形成髋关节前脱位。股骨头停留在耻骨上支部或闭孔部。

跌倒时，股骨大粗隆部着地或从高处坠落，股骨略外展位着地，或当强大的暴力作用侧方挤压于股骨大粗隆外侧，顺股骨颈的传达暴力上传，股骨头撞击髋臼底部引起臼底骨折。如外力继续作用，股骨头可连同髋臼骨折片部分或全部突入盆腔，形成中心性脱位。中心性脱位必然合并髋臼底骨折，骨折多为粉碎性。

【诊断要点】

1.临床表现

髋关节后脱位者患肢呈屈曲、内收、内旋、短缩畸形，患侧膝关节亦轻度屈曲，并搭于健侧膝上（称为黏膝征），足尖触及健侧足背。患侧臀部膨隆，股骨大粗隆上移凸出，在髂坐线后上方可触及股骨头。患髋功能完全丧失，被动外展、外旋动作引起疼痛和肌肉痉挛。有时可能并发股骨头或髋臼后上缘骨折。

髋关节前脱位时患肢明显外展、外旋及轻度屈曲畸形，并较健侧肢体稍长，在腹股沟部位可触及股骨头。患侧大粗隆处平坦或内陷。患肢不能主动活动，被动活动时髋部疼痛，在做内收、内旋动作时呈弹性固定。黏膝征阴性。

髋关节中心性脱位股骨头移位不多者，往往只有局部疼痛、肿胀及轻度髋关节障碍，畸形不明显；移位明显的脱位有肢体短缩、患肢外旋畸形。若髋臼骨折形成血肿，患侧下腹部有压痛，肛门指检常在患侧有触痛和触到包块。可合并有坐骨神经及盆腔内脏器损伤。

2.诊断标准

(1)有明显的外伤史。

(2)伤后患髋关节疼痛、肿胀、功能障碍、畸形并弹性固定。

(3)髋关节后脱位者患肢呈屈曲、内收、内旋、短缩畸形，黏膝征阳性，在臀部可以触及股骨头。

(4)髋关节前脱位者患肢明显外展、外旋及轻度屈曲畸形，并较健侧肢体稍长，在腹股沟部位可触及股骨头。

(5)髋关节中心性脱位者畸形不明显。

3.辅助检查和实验室检查

常规拍摄骨盆平片，必要时加拍髋关节侧位片。对于合并有骨折者，为了明确骨折的具体部位、移位程度，建议进行骨盆 CT 检查。

【鉴别诊断】

股骨颈骨折：股骨颈骨折多见于老年人，伤后髋关节疼痛，活动困难，下肢短缩、外旋畸形，髋关节没有屈曲、内收内旋或外展外旋畸形，无弹性固定。拍摄骨盆平片可以明确诊断。

【治疗方法】

1.手法整复

对于单纯脱位的治疗应以急诊闭合复位为原则，即使合并有股骨头或髋臼骨折，亦应立即整复。手法不能复位者，宜早期手术治疗。

(1)髋关节后脱位复位手法

①提拉法(Allis 法)：患者仰卧，助手固定骨盆，复位时术者先将患侧髋关节和膝关节屈至 90°，使髂股韧带和髋部肌肉松弛，然后一手握住小腿向下压，另一前臂套住膝后部向上牵拉，使股骨头向前移位接近关节囊后壁破口，同时向内、外旋转股骨干，使股骨头滑入髋臼，助手同时将股骨头向髋臼推挤复位。复位时常可听到或感到一明显响声。此法比较安全。

②问号法(Bigelow 法)：在麻醉下，患者仰卧，助手固定骨盆，髋、膝屈曲至 90°，术者一手握住患肢踝部，另一前臂放在腘窝处向上牵引，开始先使髋关节屈曲、内收、内旋(使股骨头离开髂骨)，然后一面持续牵引，一面将关节外旋、外展、伸直，使股骨头滑入髋臼而复位(助手可协助将股骨头推入髋臼)。因为复位时股部

的连续运用呈“?”形，故称“问号法”复位。左侧后脱复位时，股部的连续动作如一个正“问号”，反之，右侧后脱位为一反“问号”。此法对老年人和儿童应慎用，以免造成股骨颈骨折或股骨头骨骺分离。

(2)髋关节前脱位复位手法：屈髋拔伸法。患者仰卧，一助手按住双侧髂嵴固定骨盆，另一助手屈曲患肢小腿，屈膝 90°，逐渐增加髋外展、外旋及屈曲，并向外方牵引，使股骨头与闭孔或耻骨上支分离。与此同时，术者站在对侧，一手把住大腿上部向外下按压，另一手用力将股骨头向髋臼内推进，同时在牵引下内收患肢，当感到股骨头纳入髋臼的弹响即已复位，放松后畸形消失。如手法复位失败，应早期切开复位。

(3)髋关节中心性脱位复位手法：对于轻度脱位者，可试行手法复位。患者仰卧，一助手握住患肢踝部，使足中立，髋外展 30°位，轻轻拔伸旋转，另一助手把住患者髋部对抗牵引。术者立于患侧，一手推髂骨部，另一手抓住绕过患侧大腿根部的布带，向外牵拉，即可将内移之股骨头拉出。较严重的中心性脱位宜采用持续骨牵引，移位的骨碎片可能与脱位的股骨头一并复位。

2.固定方法

髋关节脱位主要的固定方法是牵引，牵引有复位和固定的双重作用，单纯髋关节后脱位患者手法复位成功后，需继续皮肤牵引固定 3～4 周；合并骨折者固定 4～6 周。

3.药物治疗

(1)中药治疗：

①中药辨证内服：

a.初期：活血祛瘀，消肿止痛。

处方：桃红四物汤。

当归 10g，赤芍 10g，红花 12g，川芎 10g，桃仁 10g，泽兰 10g，柴胡 10g，枳壳 10g。水煎服，日 1 剂。

b.中期：舒筋活血，强筋壮骨。

处方：壮筋养血汤。

当归 10g，川芎 10g，白芷 10g，续断 10g，红花 10g，生地黄 15g，牛膝 15g，牡丹皮 15g，杜仲 15g，甘草 10g。水煎服，日 1 剂。

c.后期：补益肝肾，强壮筋骨。

处方：六味地黄汤。

熟地黄 12g，当归 12g，牛膝 10g，山茱萸 12g，茯苓 12g，续断 12g，杜仲 10g，白芍 10g，青皮 10g，山药 10g。水煎服，日 1 剂。

②中药外敷：

a.早期：外用消肿止痛膏。

姜黄、羌活、干姜、栀子、乳香、没药各150g，共研细末，用凡士林调成60%软膏，外敷患处。每日1次。

b.后期：中药外洗方用骨科外洗一方。

宽筋藤30g，钩藤30g，忍冬藤30g，王不留行30g，刘寄奴30g，防风15g，大黄15g，荆芥10g。解除固定后，煎水熏洗患肢，每日1剂，每日2次。

(2)西药治疗：疼痛剧烈者可予非甾体抗炎药，美洛昔康7.5mg po bid，或塞来昔布200mg po bid。肿胀较重者静脉滴注七叶皂苷钠，每次20mg，每日1次。

4.功能锻炼

在固定期间，应嘱患者行股四头肌收缩及"踝泵"功能锻炼。解除固定后3～4个月内患肢宜扶拐，禁止负重，减少股骨头缺血性坏死概率。以后每隔2～3个月摄髋关节X线片1次，证实股骨头血供良好，方能弃拐逐步负重锻炼。

5.手术治疗

单纯髋关节脱位经多次手法复位失败、陈旧髋关节脱位以及合并有髋臼骨折对位不良、关节内有游离骨块者，应该考虑采取手术切开复位同时进行内固定。

第三章　筋伤

第一节　上肢筋伤

一、上肢扭挫伤

（一）肩部扭挫伤

肩部受到外力打击或扭捩致伤者为肩部扭挫伤。本病可发生于任何年龄，损伤的部位多见于肩部的上方或外上方，以闭合伤为常见，注意与肩部骨折作鉴别。

【病因病机】

多因跌挫、扭转、打击等因素造成。肩关节过度扭转，可引起肩关节囊、筋膜的损伤或撕裂。重物直接打击肩部，可引起肌肉或脉络的损伤或撕裂，致使瘀肿疼痛，功能障碍。当上肢突然外展或已外展的上肢受外力使之突然下降时，均可使冈上肌腱部分或全部断裂。如损伤严重，筋膜大片受伤，肿痛剧烈，往往导致瘀肿难以消除，疼痛不易全消，而形成慢性过程，继发肩关节周围炎等。

【临床表现】

外伤后肩部疼痛、肿胀、压痛，肩关节活动受限，其受限多为暂时性。如肩部肿痛范围较大者，要查出肿痛的中心点，根据压痛最敏感的部位，判定受伤的准确位置。

冈上肌腱断裂时，冈上肌肌力消失，无力外展上臂。如果帮助患肢外展至 60°以上后，就能自动抬举上臂。

应注意本病除外肱骨外科颈嵌入性骨折、肱骨大结节撕脱性骨折外，应与肩关节脱位及肩锁关节脱位相鉴别。如外伤暴力不大，但引起严重肿痛者，应排除骨囊肿、骨结核等病变。必要时拍摄 X 线片，可进一步明确诊断。

【诊断要点】

1.病史

有明显外伤史。

2.症状

肩部疼痛、肿胀、压痛。

3.体征

肩关节活动受限，多为暂时性。

4.辅助检查

必要时拍摄X线片、MRI，排除骨折、脱位及韧带断裂。

【治疗】

以手法治疗为主，配合固定、练功、药物、理疗等治疗。

1.理筋手法

患者正坐，术者立于患侧，嘱尽量放松上肢肌肉，一手握住患侧手腕，一手以虎口贴患处，并徐徐自肩部向下抚摩至肘部，重复5～6次。接着术者一手托患肘，一手握患腕，将患肢缓缓向上提升，又缓缓下降，可重复数次。最后术者双手握患侧手腕，肩外展60°，肘关节伸直，做连续不断的抖动0.5～1min，可使伤处有轻快感。

2.药物治疗

损伤初、中期以散瘀消肿、生新止痛为主，内服舒筋活血汤，疼痛难忍时加服云南白药，外敷消瘀止痛药膏或三色敷药；后期以活血舒筋为主，可内服舒筋丸，并配合熏洗。

3.固定方法

扭挫伤较重者，伤后应用肩“人”字绷带包扎，再用三角巾将患肢屈肘90°悬挂胸前，以限制患肩活动2～3周。

4.练功活动

肿痛减轻后，应做肩关节前伸后屈、内外运旋、叉手托上及自动耸肩等锻炼，使其尽早恢复活动功能。

【预后与调护】

肩部扭挫伤的初期，出现瘀肿时忌热敷，可用冷水、冰块、冰袋或冰冻手巾贴敷，以减轻疼痛和抑制患部出血。由于肩部急性筋伤易于迁延成慢性筋伤，因此在治疗过程中自始至终要注意动静结合，制动时间不宜过长，要早期练功，争取及早恢复功能，尽量预防转变为慢性筋伤。

(二)肘关节扭挫伤

肘关节扭挫伤是常见的肘关节闭合性损伤，凡使肘关节发生超过正常活动范围的运动，均可引起关节内、外的筋伤。

【病因病机】

多因跌挫、扭转等外力引起。如跌仆滑倒、手掌撑地时，肘关节处于过度外展、伸直或半屈位，均可致肘关节扭伤。由于关节的稳定性主要依靠关节囊和韧带的约束，而侧副韧带又有防止肘关节侧移的作用，所以肘关节扭挫伤常可损伤侧副韧带、环状韧带、关节囊和肌腱，造成肘关节尺、桡侧副韧带，关节囊及肘部肌肉和筋膜的撕裂。

【临床表现】

有明显外伤史，伤后肘关节处于半屈曲位，呈弥漫性肿胀、疼痛，肘关节活动受限，有的可出现瘀斑。压痛点往往在肘关节的内后方和内侧副韧带附着部。

严重的扭挫伤要注意与骨折相区别，环状韧带的断裂常使桡骨头脱位合并尺骨上段骨折。在成人，通过X线摄片易确定有无合并骨折，在儿童骨骺损伤时较难区别，可与健侧同时拍片对比，避免漏诊。

部分严重的肘部扭挫伤，有可能是肘关节错缝后已自动复位，只有关节明显肿胀，已无脱位征，易误诊为单纯扭伤。在后期可出现血肿钙化，并影响肘关节的伸屈功能。

【诊断要点】

1.病史

有明显外伤史。

2.症状

伤后肘关节处于半屈曲位，呈弥漫性肿胀、疼痛，肘关节活动受限。

3.体征

肘部或有瘀斑。肘关节的内后方和内侧副韧带附着部有压痛点。

4.辅助检查

X线摄片排除合并骨折。

【治疗】

1.理筋手法

伤后即来诊治者，宜将肘关节做一次0°～140°的被动伸屈，这对于微细的关节错位可起到整复的作用。在触摸到压痛点后，以两手掌环握肘部，轻轻按压1～2min，有减轻疼痛的作用。然后用轻按摩拿捏手法，以患者有舒适感为度。但不宜反复做，尤其在恢复期，更不能做猛烈的被动伸屈，这样虽能拉开粘连，但同时又引起血肿，以后粘连更加严重，甚至引起血肿的钙化。

2.药物治疗

(1)内服药:初期治宜散瘀消肿,可内服七厘散或活血止痛胶囊;后期治宜消肿活络,可内服补筋丸或舒筋丸。

(2)外用药:初期外敷三色敷药或清营退肿膏;后期局部损伤用中药熏洗。

3.固定方法

初期患肢用三角巾悬吊,肘关节置于屈曲90°的功能位,以限制肘关节的伸屈活动,并督促患者多做手指伸屈、握拳活动,以利消肿。

4.练功活动

肿痛减轻后,可逐步练习肘关节的屈伸功能,使粘连机化逐步松解,以恢复正常。如做被动屈伸活动,必须是轻柔的、不引起明显疼痛的活动,禁止做被动粗暴的屈伸活动。

【预后与调护】

严重的肘关节扭挫伤,治疗不及时或治疗不当,或因进行不适当的反复按摩,都可造成关节周围组织的钙化、骨化,形成骨化性肌炎。因此肘关节损伤后功能恢复是不能操之过急的,否则常遗留关节强直的后患。

(三)腕部扭挫伤

腕部扭挫伤是指外力作用造成的腕关节部的韧带、筋膜等筋伤。

【病因病机】

由于跌仆时手掌或手背着地,或用力过猛,迫使腕部过度背伸、掌屈及旋转活动,超出腕关节正常活动范围,引起腕部韧带、筋膜、关节囊的扭伤或撕裂。直接暴力打击可致腕部挫伤。

【临床表现】

有明显的外伤史,伤后腕部肿胀、疼痛,活动时加剧,局部压痛,腕关节活动受限。

由于受力的部位与方向不同,可在相应或相反的部位发生肿胀、疼痛和压痛。桡骨茎突疼痛和压痛,多为桡侧副韧带损伤;尺骨茎突疼痛和压痛,多为尺侧副韧带损伤;腕部掌屈时疼痛,多为腕背侧韧带损伤;腕部背伸时疼痛,多为腕掌侧韧带损伤;腕部酸痛无力,尺骨小头异常突起,按之有松动感,多为下尺桡关节韧带损伤,腕关节X线正位片可显示下尺桡关节间隙明显增宽,必要时需与健侧片比较。若伤情严重,腕部各个方向活动均有疼痛及功能障碍时,可能为韧带、肌腱的复合伤或有骨折及半脱位的存在。

腕部的挫伤要与无移位的桡骨远端骨折、腕舟骨骨折相鉴别。无移位的桡骨远端骨折肿胀多不明显，压痛局限在桡骨远端；腕舟骨骨折时，肿胀和压痛点局限在阳溪穴部位。拍摄腕关节X线片可加以鉴别。

【诊断要点】

1.病史

有明显外伤史。

2.症状

腕部肿胀、疼痛，活动时加剧。

3.体征

局部压痛，腕关节活动受限。

4.辅助检查

X线摄片排除韧带、肌腱的复合伤或有骨折及半脱位损伤。

【治疗】

1.理筋手法

患者正坐，术者先在腕部肿痛部位做抚摩、揉、捏等手法，然后拿住拇指及第1掌骨，自外向里摇晃6～7次，再拔伸、屈腕。按上法依次拔伸2～5指，最后将腕关节背伸。术毕再依肌腱走行方向理顺筋络数次。

2.药物治疗

(1)内服药：初期治宜祛瘀消肿止痛，可内服七厘散、活血止痛胶囊；后期治宜消肿和络，内服补筋丸。

(2)外用药：初期外敷三色敷药或双柏散；后期用损伤洗方中药熏洗。

3.固定方法

对损伤较重者，可用两块夹板将腕关节固定于功能位2周。去除固定后，可用弹力护腕保护。

【预后与调护】

伤后早期宜冷敷，有韧带撕裂者需予以固定。腕部扭挫伤后期容易发生腕部的韧带挛缩，出现腕部关节、掌指关节的僵硬，应主动进行活动，如揉转金属球、核桃，以锻炼手腕部屈、伸和桡、尺侧偏斜及环转。

(四)指间关节扭挫伤

指间关节扭挫伤多见于青壮年，当手指受到撞击、压轧、过度背伸、掌屈或扭转时，致使指间关节超出正常活动范围而受伤。

【病因病机】

手指在伸直位最易受伤，手指伸直时，指间关节两侧副韧带紧张，无外展、内收活动，此时手指受到骤然猛烈的外力，可使手指过度伸屈或侧偏，则可发生关节伸屈肌腱、侧副韧带或关节软骨损伤。重者可致韧带断裂、骨折、脱位、半脱位。

【临床表现】

有明显的外伤史。指间关节扭挫伤可发生于各手指的远、近侧指间关节，以远侧较多见。受伤后，指间关节迅速肿胀、剧烈疼痛，强直于几乎伸直位置，严重者手指不能伸屈，病程往往较长。

检查患指关节有明显压痛，做被动侧向活动时疼痛加重。如侧副韧带断裂或关节囊撕裂，则指间关节不稳，有侧向异常活动，并可见手指偏斜畸形。并发脱位，则畸形更明显，半脱位则有软骨面塌陷。应行 X 线摄片检查以排除关节边缘的撕脱骨折。

【诊断要点】

1.病史

有明显的外伤史。

2.症状

患手指间关节肿胀、疼痛，手指不能伸屈。

3.体征

指关节有明显压痛，做被动侧向活动时疼痛加重。

4.辅助检查

X 线摄片检查以排除撕脱骨折。

【治疗】

1.理筋手法

术者左手托住患手，右手拇、示指握住患指末节向远端牵引，使关节间隙拉宽，将卷曲的筋膜舒顺，而后将伤处轻揉伸屈、微微旋转，以滑利关节。侧副韧带断裂者，顺韧带的方向轻轻推压，将分离的组织推回原位，使其续接，并轻轻按压片刻以镇定，再在局部做推揉按摩，以局部舒适轻松为度。

2.药物治疗

(1)内服药：初期宜活血祛瘀，消肿止痛，内服七厘散。

(2)外用药：解除固定后，用海桐皮汤熏洗。

3.固定治疗

带有撕脱小骨片者，可用铝板、夹板，将患指近侧指间关节尽量屈曲、远侧指间关节过伸位固定 4～6 周，当骨片愈合时，末节指骨无力背伸的症状即可消失。若伸指肌腱断裂，可行手术缝合。

4.练功活动

解除固定后即开始锻炼手指屈伸功能,练功前可先做局部的热敷或熏洗,锻炼应循序渐进,以不引起疼痛为限,禁止做被动猛烈的屈伸活动。

【预后与调护】

指间关节扭挫后,往往需要较长的时间才能痊愈,伤后肿痛期应以制动为主,肿痛减轻后再进行活动,不要操之过急。

二、上肢肌腱、腱鞘炎及腱鞘囊肿

(一)冈上肌腱炎

冈上肌腱是肩旋转袖的组成部分,位于旋转袖的顶部。冈上肌起于肩胛骨冈上窝,肌腱从肩峰和喙肩韧带下、盂肱关节囊上通过,止于肱骨大结节。主要作为支点使三角肌上举上臂。它还启动上臂外展,其主动活动随外展进行而逐渐加强。

【病因病机】

当肩外展时冈上肌腱必然受到喙突肩峰韧带和肩峰的挤压和摩擦,日久形成劳损。中年以后肝肾渐亏,气血不足,血不荣筋,冈上肌退行性变更易发生,成为冈上肌腱炎。少数患者的冈上肌腱可渐趋粗糙、钙化或部分断裂。现代医学认为,由于肩峰前下 1/3 和喙肩韧带下方为冈上肌腱最常磨损部位,Neer 指出损伤是机械撞击的结果。据此将肩峰分成 3 种类型:平坦(Ⅰ型肩峰)、弧形(Ⅱ型肩峰)、钩状(Ⅲ型肩峰)。Ⅲ型肩峰向肩峰下挤压,因此最常伴有冈上肌腱和旋转袖病变。肩峰的大小、形状和倾斜度影响着机械性撞击的程度。所以在西医文献中,多将冈上肌腱炎归类于“肩峰下撞击综合征”。另一个可能的病因是局部血供因素,冈上肌止点内侧 1cm 为相对缺血区(骨和韧带血供的交汇部位),并随着年龄的增长而恶化,此处最常发生退行性撕裂。此外,退变在冈上肌腱炎的发生发展中也起重要作用。伴随增龄,旋转袖的病理变化可能导致原发性肌腱炎,反复的炎症和肩关节的失稳,导致肩峰和喙肱韧带承受过多应力,从而继发性地改变肩峰形态。

【临床表现】

本病好发于中老年人,40 岁以下的患者极为少见。可有轻微的外伤史或受凉史。疼痛主要局限在肩关节外侧大结节处。放射痛很常见,通常在三角肌的止点,但一般不会向颈部和前臂放射。有时夜间痛非常明显,可影响睡眠。

体查见肩关节活动受限,存在所谓的“疼痛弧”,即当肩关节外展至 70°～120°时,可引起明显疼痛甚至活动限制;但外展超过 120°时,疼痛缓解。因为旋转袖此时的张力最大,并与肩峰和喙肩韧带位置最近。

撞击试验(包括 Neer 征和 Hawkins 征)通常呈阳性。疼痛通常局限在肩关节的前方,也可能放射到三角肌的止点。在冈上肌止点大结节处常有压痛,并随肱骨头的旋转而移动。肩峰下利多卡因局部封闭可使疼痛立刻消失,有助于诊断。

【诊断要点】

1.病史

年龄在 40 岁以上或有过度活动史。

2.症状

肩关节疼痛或并发上臂疼痛。

3.体征

大结节压痛。Neer 征和 Hawkins 征阳性,或存在疼痛弧。

4.辅助检查

X 线见肩峰呈弧形或钩状改变,可见冈上肌腱钙化。MRI 示冈上肌腱信号不均匀增强,肩峰下间隙变窄,肩锁韧带信号改变。

【治疗】

1.非手术治疗

轻度疼痛患者通过改变活动方式、休息和避免过度运动等方式一般可得到有效缓解。中等和严重疼痛患者可应用非甾体抗炎药物(NSAIDs),用药过程中要严密观察药物的不良反应,疗程 2～3 周即可。中医在急性期治则以舒筋活血、行气通络为主,方用舒筋活血汤加减;慢性期可服舒筋丸。局部疼痛、畏寒者可服用活络丸或活血汤;体弱血虚者可服用当归鸡血藤汤。

物理治疗如冰敷、热疗和理疗等也是有效方法。急性期肿痛较重时,外敷消肿止痛膏,或以中药熏洗、热熨患处。但需注意,不同疾病时期选择的方法不同,如急性期和做康复运动时应选用冰敷,热疗和理疗多用于慢性期患者。

非手术治疗还应包括肢体伸展和肌力增强训练等运动治疗。应在无痛范围内活动肩关节,外展活动至引起疼痛为限。

2.手术治疗

一般选择年龄大于 40 岁,合适保守治疗 1 年后症状仍不缓解的患者。关节镜下施行该手术是发展趋势,但关节镜技术要求高并需长时间训练。一般来说,95%的患者可以获得满意的效果。由于术后肩峰下瘢痕形成可影响疗效,故术后应尽早开始康复活动。

【预后与调护】

绝大多数患者经保守治疗后,疼痛可得到有效的控制。肩关节活动范围可不同程度受限。病情迁延，可合并肩周炎。所以疼痛一旦缓解，即积极开始肩关节功能锻炼。

（二）肩峰下滑囊炎

肩峰下滑囊，又称三角肌下滑囊，是全身最大的滑囊之一，位于肩峰、喙肩韧带和三角肌深面筋膜的下方，肩袖和肱骨大结节的上方。因肩部的急慢性损伤、炎症刺激肩峰下滑囊，从而引起肩部疼痛和活动受限为主症的一种病证，称为肩峰下滑囊炎。

【病因病机】

可因直接或间接外伤、冈上肌腱损伤或退行性变、长期挤压和刺激所致。

【临床表现】

1.一般症状

疼痛、运动受限和局限性压痛是肩峰下滑囊炎的主要症状。疼痛为逐渐加重，夜间痛较著，运动时疼痛加重，尤其是在外展和外旋时（挤压滑囊）。疼痛一般位于肩部深处，涉及三角肌的止点等部位，亦可向肩胛部、颈部和手等处放射。

2.局部症状

肩关节、肩峰下、大结节等处有压痛点，可随肱骨的旋转而移位。当滑囊肿胀积液时，整个肩关节区域和三角肌部均有压痛。为减轻疼痛，患者常使肩关节处于内收和内旋位，以减轻对滑囊的挤压刺激。随着滑囊壁的增厚和粘连，肩关节的活动范围逐渐缩小以致完全消失。晚期可见肩胛带肌肉萎缩。

【诊断要点】

根据症状表现及 X 线摄片结果，一般诊断无困难。X 线摄片可发现冈上肌的钙盐沉着。

【治疗】

首先查明原发病因，施以针对性的处理。急性期治疗包括休息、给予消炎镇痛药、物理治疗、针灸和将患肢置于外展外旋位，类固醇激素局部注射有较好的效果。慢性期除了上述疗法外，要强调不增加疼痛的康复治疗，主要恢复肩关节在三个轴上的运动功能。对经保守治疗无效者，可考虑手术治疗，包括滑囊切除术、冈上肌腱钙化灶刮除术、肩峰和喙肩韧带切除等成形手术等。

【预后与调护】

经治疗后，一般预后良好。

（三）肱二头肌长头腱鞘炎

肱二头肌长头腱经肱骨结节间沟后进入肩峰下间隙前部，止于肩胛骨的盂上粗隆。该肌腱在肱骨结节间沟内滑动是被动的，即当肩关节内收、内旋及后伸时肌腱滑向上方，而外展、外旋、屈曲时肌腱滑向下方。肱二头肌长头腱鞘炎是这一部分肌腱在肩关节活动时长期遭受磨损而发生退变、粘连，使肌腱滑动功能发生障碍的病变。本病好发于40岁以上的患者。主要临床特征是肱骨结节间沟部疼痛，肩关节活动受限。若不及时治疗，可发展成冻结肩。

【病因病机】

本病可因外伤或劳损后急性发病，但大多是由于肌腱长期遭受磨损而发生退行性变的结果。

【临床表现】

1.一般症状

本病多见于中年人，是肩部疼痛的常见原因之一。主要表现为肩痛，夜间更明显，肩部活动后加重，休息后减轻。疼痛主要局限在肱二头肌腱附近，亦可牵涉至上臂前侧。凡是能使此肌腱紧张、滑动或受到牵拉的动作，均能使疼痛加重。

2.局部症状与特征

检查时肱骨结节间沟或肌腱上有压痛。在前臂旋后位抗阻力屈肘时，在结节间沟处出现疼痛，称 Yergason 征，是诊断的主要依据。在急性期，可致肩关节主动和被动活动受限，三角肌可出现保护性痉挛。在病程较久者，或合并肩周炎或其他疾病者，可见肩关节僵硬和肌肉萎缩。

【诊断要点】

根据病史，临床表现的一般症状，局部症状与特征，如 Yergason 征(＋)即可成立诊断。肩部后前位X线片常无明显异常。疑为本病时应常规摄肱骨结节间沟切线位X线片。部分患者可见结节间沟变窄、变浅，沟底或沟边有骨刺形成。

【治疗】

1.非手术疗法

非手术疗法多可奏效，如减少手部活动，外涂中药红花油等活血消肿药物，贴敷膏药，口服非甾体消炎药。必要时可做局部封闭治疗，将利多卡因与醋酸曲安奈德混悬液注射于腱鞘之内，早期者一针即可见效，顽固者可每周1次，不超过4次。

2.手术疗法

手术治疗适用于个别顽固的病例。方法是在结节间沟下方将肱二头肌的长头肌腱切断，远侧断端与肱二头肌短头腱缝合，或固定于肱骨上，消除肌腱的摩擦，解除症状。

【预后与调护】

经治疗后，一般预后良好。

（四）肱骨外上髁炎

肱骨外上髁炎是以肱骨外上髁部局限性疼痛，并影响伸腕和前臂旋转功能为特征的慢性劳损性疾病，又称肱桡关节滑囊炎、肱骨外踝骨膜炎，因网球运动员较常见，故又称网球肘。多见于手、腕部活动较多的职业工作者及中年妇女。

【病因病机】

多因慢性劳损致肱骨外上髁处形成急、慢性炎症所引起。肱骨外上髁是前臂腕伸肌的起点，由于肘、腕关节的频繁活动，长期劳累，使腕伸肌的起点反复受到牵拉刺激，引起部分撕裂和慢性炎症或局部的滑膜增厚、滑囊炎等变化。多见于特殊工种，如砖瓦工、木工、网球运动员等。

【临床表现】

起病缓慢，初期仅劳累后疼痛。随着病情的加重，扫地、提物、拧毛巾等轻微用力即可诱发疼痛，并有沿前臂伸肌群走行、向前臂放射性疼痛及麻木等异常感觉。前臂无力，甚至持物落地。体检一部分患者自觉肘外部有肿胀感，但极少数患者可见到外观局部轻度肿胀，并有微热。在伸肌总腱于肱骨外上髁起始部有确定的压痛点。重者按压时疼痛可向前臂外侧放射。

【诊断要点】

1.病史

多有上肢经常用力活动史。

2.症状

肘关节外侧持续酸胀不适、疼痛，疼痛可放射至前臂。

3.体征

肱骨外上髁处有局限性压痛点，腕伸肌紧张试验（Mills 征）阳性。将患侧肘伸直，腕部屈曲，做前臂旋前时，外上髁处出现疼痛。

4.辅助检查

X 线摄片检查多属阴性，偶见肱骨外上髁处骨质密度增高的钙化阴影或骨膜肥厚影像。

【治疗】

本病是一种自限性疾病，非手术治疗多可收到很好的效果。仅有极少数病程长、疼痛剧烈、严重影响上肢活动功能，经多种保守治疗无效者才考虑手术治疗。

1.理筋手法

患者坐位，医者先用拇指在肱骨外上髁及前臂桡侧痛点处做弹拨、分筋；然后术者一手由背侧握住腕部，另一手掌心顶托肘后部，拇指按压在肱桡关节处，握腕部之手使桡腕关节掌屈，并使肘关节做屈、伸的交替动作。同时另一手于肘关节由屈曲变伸直时在肘后部向前顶推，使肘关节过伸，肱桡关节间隙加大，如有粘连时，可撕开桡侧腕伸肌的粘连。

2.固定方法

必要时可做适当固定，可选择三角巾悬吊或前臂石膏固定3周左右，待疼痛明显缓解后，解除固定并逐渐开始肘关节功能活动。

3.药物治疗

治宜养血荣经，舒筋活络，内服活血汤、舒筋汤等。外敷定痛膏或用海桐皮汤熏洗。

4.手术治疗

适用于经保守治疗无效的疼痛顽固存在的极少数患者。常用的手术有桡肱滑囊切除、滑膜缘切除、环状韧带部分切除等。

5.其他疗法

(1)针刀治疗：用三角针从压痛点进针刺入，行纵行疏通剥离及瘢痕刮除刀法。

(2)封闭疗法：如果症状超过3个月并且压痛中度至重度，建议用可的松局部注射，须慎重使用，一般不超过3次，因可增加伸肌腱脆性，加大突然断裂的危险。

(3)物理疗法：可采用超短波、磁疗、蜡疗、光疗、中药离子导入疗法等，以减轻疼痛，促进炎症吸收。

【预后与调护】

本病有复发倾向，生活中注意避免引起本病的动作，如网球运动等。

（五）腱鞘囊肿

腱鞘囊肿是发生在关节或腱鞘内的囊性肿物，内含有无色透明或微呈白色、淡黄色的浓稠冻状黏液，古称“腕筋结”“腕筋瘤”“筋聚”“筋结”等。任何年龄均可发病，以青壮年和中年多见，女性多于男性。

【病因病机】

本病多为劳损所致。形成囊肿的原因与关节囊、韧带、腱鞘中的结缔组织营养不良，发生退行性变有关。腱鞘囊肿与关节囊或腱鞘密切相连，但并不一定与关节腔或腱鞘的滑膜腔相通。囊壁外层由致密纤维组织构成，内层为光滑的白色膜遮盖，囊腔多为单房，但也有多房者，囊内为无色透明胶冻样黏液。

【临床表现】

腱鞘囊肿最常见于腕背部，腕舟骨及月骨关节的背侧，拇长伸肌腱及指伸肌腱之间。起势较快，增长缓慢，多无自觉疼痛，少数有局部胀痛。局部可见一个半球形隆起，肿物突出皮肤，表面光滑，皮色不变，触之有囊性感，与皮肤不相连，周围境界清楚，基底固定或推之可动，压痛轻微或无压痛。部分患者囊肿经长期的慢性炎症刺激，囊壁肥厚变硬，甚至达到与软骨相似的程度。

腱鞘囊肿还可见于踝关节背部和腘窝部。发生于腘窝部者，伸膝时可见如鸡蛋大的肿物，屈膝时则在深处，不易触摸清楚。

【诊断要点】

1.病史

无明显外伤史，有腕部劳损病史。

2.症状

腕背部见一个半球形隆起，肿物突出皮肤，表面光滑，皮色不变。

3.体征

肿物触之有囊性感，与皮肤不相连，周围境界清楚，基底固定或推之可动，压痛轻微或无压痛。

4.辅助检查

必要时可做 MRI 明确诊断。

【治疗】

1.理筋手法

对于发病时间短、囊壁较薄、囊性感明显者，可用按压法压破囊肿。将腕关节掌屈，使囊肿固定和高凸，术者用双手拇指压住囊肿，并加大压力挤压囊肿，使囊壁破裂。捏破后局部按摩，以便囊内液体充分流出，散于皮下，逐渐减少或消失。

2.药物治疗

囊壁已破、囊肿变小、局部仍较肥厚者，可搽擦茴香酒或展筋丹，亦可贴万应膏，并用绷带加压包扎 2～3d，使肿块进一步消散。

3.针灸治疗

对囊壁厚、囊内容物张力不大、压不破者，可加针刺治疗。患处消毒后，用三棱针垂直刺入囊肿内。起针后在肿块四周加以挤压，可使囊肿内容物挤入皮下，部分胶状黏液可从针孔中挤出，然后用消毒敷料加压包扎，以减少复发。

4.手术治疗

对于反复发作者，可手术切除。仔细分离并完整切除囊壁，如囊壁与关节相通者，应用细针线，缝合关节囊，再将筋膜下左右两侧组织重叠缝合，术毕加压包扎。

【预后与调护】

囊壁挤破后，在患部放置半弧形压片（如纽扣等），适当加压保持 1～2 周，以使囊壁间紧密接触，形成粘连，避免复发。患部的活动应掌握适当，避免使用不适当的按摩手法，以免增加滑液渗出，使囊肿增大。

（六）桡骨茎突狭窄性腱鞘炎

发生于桡骨茎突纤维鞘管处，拇长展肌腱和拇短伸肌腱在桡骨茎突部位的腱鞘内过度摩擦或反复损伤，以致该部位发生无菌性炎症，引起腱鞘管壁增厚、粘连或狭窄而出现的症状，称为桡骨茎突腱鞘炎。

【病因病机】

本病多见于手工劳动者、家庭妇女、文字誊写员等手腕部长期过度劳累者，为慢性积累性损伤所致。拇长展肌及拇短伸肌的肌腱在桡骨茎突部共同的纤维骨性腱鞘内通过，肌腱出鞘管后向远端折成一定角度，分别止于第 1 掌骨及拇指近节指骨基底。当拇指及腕活动过度频繁，日久劳损，即可使腱鞘发生损伤性炎症，造成肌腱滑膜炎，纤维管的充血、水肿，进而腱鞘增厚、管腔变窄，肌腱局部变粗，肌腱在管腔内滑动困难而产生相应的症状。

中医认为本病与体弱血虚，血不荣筋有关。

【临床表现】

大多数患者有长期手工劳动史，少数患者有腕部的抻伤、扭伤史。发病缓慢，腕部桡侧疼痛，早期部分患者有局部的微红、微肿、微热，疼痛可放射至手部。提物乏力，尤其不能做提壶倒水等动作。桡骨茎突的外侧部及茎突下部隆起，压痛阳性，或可有一结节，在桡骨茎突及第 1 掌骨基底部之间有压痛，局部可触及硬结及摩擦感。握拳试验阳性。

【诊断要点】

1.病史

发病缓慢，中年女性多见。

2.症状

桡骨茎突处疼痛，持重物时疼痛加重，部分患者疼痛向手或前臂部放散。

3.体征

桡骨茎突处结节状突起，压痛明显，握拳尺偏试验阳性。

4.辅助检查

X 线检查无阳性发现。

【治疗】

适当休息，以手法治疗为主，配合药物、小针刀和水针疗法等治疗，必要时行手术松解。

1.理筋手法

术者一手托住患手，另一手于腕部做局部按摩、揉捏，使筋腱放松；找到拇长展肌和拇短伸肌腱的走行，并在疼痛处及其周围做上下来回的按摩、揉捏，再适当放松；然后按压手三里、阳溪、合谷等穴，并弹拨肌腱4～5次；再用左手拇指固定于阳溪穴，右手示指及中指挟持患肢拇指，余指握住患者其余四指，并向下牵引，同时向尺侧极度屈曲，然后医者用拇指捏紧桡骨茎突部，用力向掌侧推压挤按，同时右手将患腕掌屈；最后用右手拇、示二指捏住患手拇指末节，向远心端拉伸，起舒筋解粘、疏通狭窄的作用，结束前再按摩患处1次。理筋手法每日或隔日1次。

2.固定方法

疼痛严重时，可用夹板或硬纸板将腕关节固定于桡偏、拇指伸展位3～4周，以限制活动，缓解症状。

3.药物治疗

治宜调养气血、舒筋活络为主，可用桂枝汤加当归、首乌、灵仙等。外用海桐皮汤熏洗。

4.其他疗法

(1)针灸治疗：取阳溪为主穴，配合谷、曲池、手三里、列缺、外关等，得气后留针15min，隔日1次。

(2)封闭治疗：于痛点注射局麻药及激素有一段时间的效果。

(3)小针刀治疗：小针刀于桡骨茎突远端肌腱出口处，与肌腱平行进入腱鞘，将腱鞘纵行切开。注意勿伤及桡动脉、肌腱、血管。

5.手术治疗

对于病程长，保守治疗效果不明显，疼痛严重者可考虑行腱鞘松解术。

【预后与调护】

本病有复发倾向，重在预防。患者平时做手部动作要缓慢，尽量脱离手腕部过度活动的工作，少用凉水，以减少刺激。

（七）指屈肌腱腱鞘炎

指屈肌腱腱鞘炎，又称“弹响指”“扳机指”，是以手指屈伸时疼痛，并出现弹跳动作为主要症状的伤筋。各手指屈肌腱鞘均可发病，但好发于拇指，亦有单发于示指和中指，少数患者为多个手指同时发病。以手工作业的中年人多见。

【病因病机】

指屈肌腱腱鞘是掌骨颈和掌指关节掌侧的浅沟与鞘状韧带组成的骨性纤维管,拇屈长肌腱和指深、指浅屈肌腱分别从各相应的管内通过,进入拇指和各个手指。当局部劳作过度,积劳伤筋,或受寒凉,气血凝滞,气血不能濡养经筋而发病。病变多发生在掌骨头、掌骨颈相对应之指屈肌腱纤维鞘之起始处。手指频繁的伸屈活动,使屈肌腱与骨性纤维管反复摩擦、挤压;长期用力握持硬物,使骨性纤维管受硬物与掌骨头的挤压,致骨性纤维管发生局部充血、水肿,继之纤维管变性,使管腔狭窄。指屈肌腱在狭窄的管腔内受压而变细,两端膨大呈葫芦状。屈指时,膨大的肌腱部分通过腱鞘狭口受到阻碍,使屈伸活动受限,勉强用力伸屈患指或被动伸屈时,便出现扳机样的弹跳动作,并伴有弹响声。

【临床表现】

初起时患指疼痛,尤其是用力屈伸手指时疼痛加重,症状较重者出现弹跳动作,甚至患指屈曲后不能自行伸直,需健手帮助伸直,晨起、用凉水后症状较重,活动、热敷后症状减轻。掌指关节的掌侧面明显压痛,可触到黄豆大的结节,该结节在手指屈伸时上下滑动。压住此结节,主动或扳动患指,有明显疼痛,并感到弹响。严重者患指屈曲后不能自行伸直,需健手帮助伸直。

【诊断要点】

1.病史

多见于手工劳动者,起病缓慢。

2.症状

患指疼痛、屈伸困难、弹响。

3.体征

手指掌侧面、掌骨头部有压痛并可触及小结节,随手指屈伸滑动,可有弹跳感。狭窄严重者手指固定于伸直位不能屈曲,或固定于屈曲位不能伸直,出现扳机样动作或弹响。

4.辅助检查

X线无异常发现。

【治疗】

以手法治疗为主,配合药物、小针刀和水针疗法等治疗,必要时行松解术。

1.理筋手法

患者先主动屈曲指间关节,术者左手托住患侧手腕,右拇指在结节部做按揉弹拨、横向推动、纵向拨筋等动作,最后握住患指末节向远端迅速拉开,再伸直指间关节重复上述动作 3～5 次。

2.药物治疗

瘀滞型治以活血祛瘀、散结止痛，方选复元活血汤加乳香、没药、威灵仙。虚寒型治以温经散寒、通络止痛，方选小活络丹。急性期用活血止痛散水煎熏洗。病程长，硬结明显者可外贴化坚膏、消瘀止痛膏，也可在痛点贴中药磁疗贴。

3.其他疗法

(1)针灸治疗：取结节部及周围痛点针刺，隔日 1 次。

(2)水针治疗：可行腱鞘管内注射。

(3)小针刀治疗：小针刀治疗可松解腱鞘。

(4)物理疗法：选择热敷、蜡疗、磁疗等方法，可以起到舒筋活血之效，每日 1～2 次。

4.手术治疗

保守治疗无效，手指交锁长时间不缓解者应考虑手术切除屈拇长肌腱鞘。

【预后与调护】

本病有复发倾向。尽量避免手部单一、长时间的动作，防止过劳，少用凉水，减少局部刺激。经常握持硬物工作者应戴手套保护。对发病时间短、疼痛严重的患者更要充分休息，有利于损伤筋腱的恢复。施用理筋手法要适当，对晚期硬结明显者尽量不用，以免适得其反。

三、肩关节周围炎

肩关节周围炎，是肩关节囊及其周围韧带、肌腱和滑膜囊的慢性非特异性炎症，简称肩周炎。因睡眠时肩部受凉引起的又称“漏肩风”或“露肩风”；因肩部活动明显受限，形同冻结而称“冻结肩”。因该病多发于 50 岁左右的患者，又称“五十肩”；此外，还称“肩凝风”“肩凝症”等。女性多于男性，病程较长。

【病因病机】

肩周炎的病因至今不清，一般认为本病主要是由于肩关节周围的软组织发生的一种范围较广的慢性无菌性炎症反应，引起软组织的广泛性粘连，限制了肩关节的运动所致。临床上多与肩关节周围组织的退变，上肢的骨折、脱位，创伤及慢性劳损，感受风寒湿邪等因素有关。上肢创伤后固定时间太长或在固定期间不注意肩关节的功能锻炼亦可诱发肩周炎。

中医认为中老年人因肝肾亏虚，气血不足，筋骨失健，加之外伤劳损、风寒湿邪乘虚侵袭，痹阻经脉，致筋结肩凝，肩关节疼痛、活动不利，久则气血运行不畅，筋肉失养，致肩部肌肉萎缩。另外，本病亦常见于肩部外伤后的患者，局部瘀血内阻，经行不畅，致经脉痹阻而致本病。

【临床表现】

肩周炎多见于中老年人，多数患者呈慢性发病，少数有外伤史。初时肩周微有疼痛，常不引起注意。1～2周后，疼痛逐渐加重，肩部酸痛，夜间尤甚，肩关节外展、外旋活动开始受限，逐步发展成肩关节活动广泛受限。外伤诱发者，外伤后肩关节外展功能迟迟不恢复，且肩周疼痛持续不愈，甚至加重。

检查肩部肿胀不明显，肩前、肩后、肩外侧均可有压痛，病程长者可见肩臂肌肉萎缩，尤以三角肌为明显。肩外展试验阳性，即肩外展功能受限，继续被动外展时，肩部随之高耸。此时一手触摸肩胛骨下角，另一手将患肩继续外展时，可感到肩胛骨随之向外上转动，说明肩关节已有粘连。重者外展、外旋、后伸等各方向功能活动均受到严重限制。

此病病程较长，一般在1年以内，长者可达2年左右。根据不同病理过程和病情状况，可将本病分为急性疼痛期、粘连僵硬期和缓解恢复期。X线检查多属阴性，但对鉴别诊断有意义，有时可见骨质疏松、冈上肌腱钙化或大结节处有密度增高的阴影。

肩周炎应与颈椎病相鉴别，颈椎病虽有肩臂放射痛.但在肩臂部往往无明显压痛点，有颈部疼痛和活动障碍，但肩部活动尚可，必要时可加摄颈椎X线片鉴别。

【诊断要点】

1.病史

起病隐匿。

2.症状

肩痛和肩关节活动受限或僵硬。

3.体征

肩部可有多个压痛点，肩关节各方向活动受限，甚至肩关节呈僵硬状。

4.辅助检查

X线检查无异常发现。

【治疗】

早期疼痛较重的患者要适当减少活动，以药物治疗为主；中后期以活动障碍为主的患者可给予理筋手法配合患者的主动功能锻炼。还可配合针灸、热熨、拔火罐等治疗方法。

1.理筋手法

患者端坐位、侧卧位或仰卧位，术者主要是先运用㨰法、揉法、拿捏法作用于肩前、肩后和肩外侧，用右手的拇、示、中三指对握三角肌束，做垂直于肌纤维走行方向的拨法，再拨动痛点附近的冈上肌、胸肌以充分放松肌肉；然后术者左手扶住肩部，右手握患手，做牵拉、抖动和旋转活动：最后帮助患肢做外展、内收、前屈、后伸等动作，解除肌腱粘连，帮助功能活动恢复。手法治疗时，会引起不同程度的疼痛，要注意用力适度，以患者能忍受为度，隔日治疗 1 次，10 次为 1 个疗程。

2.药物治疗

治宜补气血、益肝肾、温经络、祛风湿为主，内服独活寄生汤或三痹汤等。体弱血亏较重者，可用八珍汤、当归鸡血藤汤加减。急性期疼痛、触痛敏感，肩关节活动障碍者，可选用海桐皮汤热敷熏洗，外贴伤湿止痛膏等。

3.其他疗法

(1)水针治疗：压痛点或肩关节腔可行水针治疗。

(2)针灸治疗：针刺、刺络拔罐、耳针、温针、艾灸，可单独应用或与推拿、中药熨洗等配合使用。小针刀治疗多在喙突、肩峰下、冈下肌和小圆肌腱止点，以及压痛明显等处做剥离。

4.功能锻炼

早期患者肩关节活动减少，主要是由于疼痛和肌肉痉挛所引起，此时可加强患肢的外展、上举、内旋、外旋等功能活动；粘连僵硬期，患者可在早晚反复做外展、上举、内旋、外旋、前屈、后伸、环转等功能活动，如“内外运旋”“叉手托上”“手拉滑车”“手指爬墙”等动作。锻炼必须酌情而行，循序渐进，持之以恒，久之可见效果。否则，操之过急，有损无益。

【预后与调护】

肩周炎有自愈倾向，经过数月乃至数年时间，炎症逐渐消退，症状可缓解，但自然病程长，治愈后有可能复发。因此要鼓励患者树立信心，配合治疗，加强自主练功活动，以增进疗效，缩短病程，加速痊愈。

平时应注意肩部保暖，经常锻炼肩关节，适当进行肩关节运动锻炼，对肩关节的运动损伤要待治愈后再恢复运动。

四、肩袖损伤

肩袖是覆盖于肩关节前、上、后方的肩胛下肌、冈上肌、冈下肌、小圆肌等肌腱组织的总称。位于肩峰和三角肌下方，与关节囊紧密相连。肩袖的功能是上臂外展过程中使肱骨头向关节盂方向拉近，维持肱骨头与关节盂的正常支点关节。肩袖损伤将减弱甚至丧失这一功能，严重影响上肢外展功能。本病常发生在需要肩关节极度外展的反复运动中（如棒球、自由泳、仰泳和蝶泳、举重、球拍运动）。

【病因病机】

1.创伤

是年轻人肩袖损伤的主要原因，当跌倒时手外展着地或手持重物，肩关节突然外展上举或扭伤而引起。

2.血供不足

引起肩袖组织退行性变。当肱骨内旋或外旋中立位时，肩袖的这个危险区最易受到肱骨头的压迫、挤压血管而使该区相对缺血，使肌腱发生退行性变。临床上肩袖完全断裂大多发生在这一区域。

3.肩部慢性撞击损伤

中老年患者其肩袖组织因长期遭受肩峰下撞击、磨损而发生退行性变。本病常发生在需要肩关节极度外展的反复运动中（如棒球、仰泳和蝶泳、举重、球拍运动）。当上肢前伸时，肱骨头向前撞击肩峰与喙肩韧带，引起冈上肌肌腱损伤。慢性刺激可以引起肩峰下滑囊炎、无菌性炎症和肌腱侵袭。急性的暴力损伤可以导致旋转带断裂。

【临床表现】

本病多见于40岁以上的患者，特别是重体力劳动者。伤前肩部无症状，伤后肩部有一时性疼痛，隔日疼痛加剧，持续4～7d。患者不能自动使用患肩，当上臂伸直肩关节内旋、外展时，大结节与肩峰间压痛明显。肩袖完全断裂时，因丧失其对肱骨头的稳定作用，将严重影响肩关节的外展功能。肩袖部分撕裂时，患者仍能外展上臂，但有60°～120°疼痛弧。

【诊断要点】

1.病史

有创伤史。

2.症状

见临床表现。

3.体征

见临床表现。

4.辅助检查

(1)X线检查：对肩峰形态的判断及肩关节骨性结构的改变有帮助。部分肩袖损伤患者肩峰前外侧缘及大结节处有明显骨质增生。

(2)MRI 检查:可帮助确定肌腱损伤部位和严重程度,尤其是 MRI 可以清晰地显示肩袖的部分撕裂,对诊断具有较高的价值。

【治疗】

1.保守治疗

损伤的肌腱应得到充分的休息,并加强健侧肩部肌肉的锻炼。患者应避免做推压动作,而代之以牵拉活动。局部可使用膏药等外用药物治疗。疼痛较重的可口服非甾体消炎止痛药。

2.手术治疗

如果损伤较重、肩袖完全撕裂,或经保守治疗 3～6 个月效果不好,需行手术治疗。

随着关节镜技术的发展,肩袖损伤的手术治疗现在大部分是在关节镜下的微创治疗,效果较好。部分巨大撕裂或条件较差者,可行小切口开放手术修补损伤的肩袖。

【预后与调护】

补充维生素有益于肌腱炎愈合,尤其不要做引起关节扭伤的动作,如无冰袋,可用冷冻蔬菜袋代替。包扎最好用运动绷带包裹于受伤部位。运动前应先充分做好准备活动,尤其是运动员。

第二节　下肢筋伤

一、膝关节侧副韧带损伤

膝部外伤后,引起侧方韧带损伤,关节不稳定及疼痛者称为膝关节侧副韧带损伤。膝关节的内侧及外侧各有坚强的副韧带所附着,是维持膝关节稳定的主要支柱。内侧副韧带起于股骨内髁结节,止于胫骨内髁的侧面,分深浅两层,扁宽,其深部纤维与关节囊及内侧半月板相联系,于膝伸直位限制膝关节外翻和胫骨外旋,是膝关节内侧的主要稳定结构。外侧副韧带起于股骨外踝结节,止于腓骨头,为束状纤维束,于膝伸直位限制关节内翻和防止膝过度伸直。膝关节侧副韧带损伤依其病理变化分为韧带损伤、部分撕裂及完全断裂。内侧损伤较外侧常见,若与十字韧带损伤或半月板损伤同时发生,则称为膝关节损伤三联症。因此,早期诊断、治疗非常重要。

【病因病机】

膝关节处于半屈曲位时，韧带松弛，关节不稳，易受损伤。当强大外力造成膝关节过度内翻或外翻，使得被牵拉的韧带超出生理负荷，必然发生拉伤、撕裂、断裂等损伤。由于膝关节生理性外翻在0°～10°范围，且膝外侧易受到外力的打击或重物压迫，迫使膝过度外翻，故临床上内侧副韧带损伤多见，根据伤力大小、性质、程度，临床可见内侧韧带不全断裂、完全断裂以及损伤三联症等形式。在少见的情况下，外力迫使膝关节过度内翻，可发生外侧副韧带的损伤或断裂；若暴力强大，损伤严重，可伴有关节囊的撕裂、腓骨头撕脱骨折、腘绳肌及腓总神经的损伤。

【诊断要点】

多有明显的外伤史，局部肿胀、疼痛，皮下瘀斑，压痛明显，膝关节屈伸功能障碍。内侧副韧带损伤时，膝关节呈半屈曲位135°左右，主动、被动活动都不能伸直或屈曲，压痛点在股骨内上髁，膝关节被动伸直位并外展小腿做膝内侧分离试验时，可诱发疼痛。如有半月板或十字韧带损伤者，关节内可有瘀血，或在无菌抽吸积血中混有脂肪小滴。若属完全撕裂，可在局麻下伸膝，以木棒顶住膝外侧，或双踝夹枕绑紧双膝上方拍正位片，可见膝关节内侧间隙增宽。

外侧副韧带损伤时，压痛点在腓骨头或股骨外上髁，膝关节外侧分离试验阳性，完全断裂者，可有异常之内翻活动。如合并腓总神经损伤，可出现足下垂及小腿外侧下部、足背皮肤外侧感觉障碍。拍X线正位片时，可用木棒顶住膝内侧或双膝夹枕，绑紧双踝拍照，可见膝关节间隙之外侧增宽。

【治疗方法】

膝关节侧副韧带损伤的治疗原则是确切诊断，早期处理，全面修复。损伤较轻或不完全断裂者以手法、药物、固定等治疗即可获愈；对损伤较重，积血、积液明显者，可用超膝夹板或石膏固定，以伸膝10°～15°为宜，3周后解除固定；完全断裂者要手术修复，术后屈膝45°位置石膏固定，3周后解除固定。

1.手法治疗

侧副韧带部分撕裂者，初诊时应予伸屈一次膝关节，以恢复轻微之错位，舒顺筋膜，但手法不可多做，以免加重损伤。急性症状消退后，运用手法可以解除粘连，恢复关节功能。具体操作是：先在膝关节侧方痛点部位及其上下施以指揉法、摩法、擦法，再沿侧副韧带走行方向施以理筋、顺筋手法，最后医者扶膝握踝，一面以扶膝之手指按揉伤处，握踝之手摇转小腿，同时加以拔伸，屈髋屈膝活动。

2.固定治疗

侧副韧带有部分断裂者，可用弹力绷带包扎休息，或给予石膏托、超膝关节夹板固定于功能位3～4周,在保护局部之前提下,主动练习肌力。

3.药物治疗

早期宜以消肿祛瘀止痛为主,可内服三七粉,每次1.5g,每日2次;或用桃红四物汤加减。局部外敷消瘀止痛膏或三色敷药。后期治以温经活血、壮筋活络为主,内服小活络丹,每次5g,每日2次。局部用四肢损伤洗方或海桐皮汤熏洗患处,洗后贴宝珍膏。

4.封闭治疗

选用醋酸泼尼松龙25mg加1%普鲁卡因4～6mL做痛点封闭,可减轻疼痛与水肿。

5.手术治疗

外侧副韧带完全断裂者,亦不致引起严重障碍,因髂胫束与股二头肌能部分代替侧副韧带之作用,故对手术可酌情取舍。若内侧副韧带完全断裂,应尽早做修补术。

二、膝关节半月板损伤

半月板为位于股骨髁与胫骨平台之间的纤维软骨,附着于胫骨内外踝的边缘,因边缘较厚而中央部较薄,故能加深胫骨髁的凹度,以适应股骨髁的凸度,使膝关节稳定。半月板可分为内侧半月板与外侧半月板两部分,内侧较大,前后角间距较远,呈“C”字形,其后半部分与内侧副韧带相连,故后半部固定;外侧者较小,前后角间距较远,呈“O”字形,其活动度比内侧大。外侧半月板常有先天性盘状畸形,称先天性盘状半月板。伸膝时半月板被股骨髁向前推挤,屈膝时半月板则向后移动。半月板具有缓冲震荡和稳定关节的功能。由于半月板属纤维软骨组织,无血液循环,仅靠关节滑液获得营养,故损伤后修复能力极差。

【病因病机】

当膝关节处于半屈曲位并作内外翻或向内外扭转时,半月板虽紧贴股骨髁部随之活动,而下面与胫骨平台之间形成旋转摩擦剪力最大,当旋转碾挫力超过半月板所承受的拉力,就会发生半月板的撕裂损伤,亦即在膝半屈曲外展位,股骨髁骤然内旋牵拉,可致内侧半月板破裂;若膝为半屈曲内收位,股骨髁骤然外旋伸直,可致外侧半月板破裂。如篮球运动员的转身跳跃,铁饼运动员的旋转动作等。此外,长期蹲位、跪位工作的人,由于积累性挤压损伤,加快半月板的退变,容易发生外侧半月板慢性撕裂性损伤,故引起半月板破裂的外力因素有撕裂性外力和研磨性外力两种。

半月板损伤有边缘性撕裂、中心型纵形撕裂(有如桶柄式撕裂,此型易套住股骨髁发生“交锁”)、横形撕裂(多在中偏前,不易发生交锁),水平撕裂及前、后角撕裂。

【诊断要点】

多数患者有膝部外伤史,特别是膝关节突然旋转的损伤;长期蹲位、跪位的职业亦是半月板损伤的原因;膝关节韧带损伤,关节不稳定,可继发引起半月板损伤。伤后膝关节即发生剧烈的疼痛,关节肿胀,屈伸功能障碍,打软腿。慢性期主要症状是膝关节活动痛,行走中及膝关节伸屈活动时常常发生弹响和交锁、解锁现象,即在伸膝时,损伤卷曲之部位被弹开可闻及弹响声;而当走路或作某个动作时,伤膝突然被卡住交锁,坐地不能屈伸,有酸痛感;若轻揉膝关节并略加小范围的屈伸晃动,则出现一响声,遂告解锁,恢复行走。

检查可见到股四头肌萎缩,膝关节间隙前方、侧方或后方有压痛点,膝关节过伸或过屈可引起疼痛。对半月板损伤,还可结合其他检查。如患者仰卧,充分屈髋屈膝,医者一手握于足部,一手置于膝部,先使小腿内旋内收,然后外展伸直,或使小腿外旋外展,然后内收伸直,如有疼痛或弹响者为回旋挤压试验阳性,半月板可能有损伤。患者俯卧位,患膝屈曲 90°,医者在足踝部用力下压并作旋转研磨,如半月板破裂者可引起疼痛,则为研磨试验阳性。气—碘造影有比较高的阳性率,当半月板撕裂后,气体和造影剂进入裂隙内,显出各种不同形态的浓度减低或增高阴影;可能见到半月板上缘、下缘或中段显线状裂隙,或形成锐利的阶梯错位,或者半月板尖端变钝。有条件者亦可行膝关节镜检查。普通 X 线片对鉴别诊断有意义,可以排除骨折、骨关节炎、关节内游离体及其他病变。

【治疗方法】

1.手法治疗

急性损伤者,可作一次被动的伸屈活动,嘱患者仰卧、放松患肢,术者右拇指按揉痛点,右手握踝部,徐徐屈曲膝关节并内外旋转小腿,然后伸直患膝,可使局部疼痛减轻,促进血肿消散。

进入慢性期并有交锁者,患者取仰卧位,屈膝屈髋 90°,一助手握持股骨下端,术者握持踝部,二人相对牵引,同时加以内外旋转小腿几次,然后使小腿尽量屈曲,再伸直下肢,即可解除交锁。

2.固定治疗

急性损伤期可用夹板或石膏托固定于屈膝 10°位,即限制膝部活动,并禁止下床负重。3～5d 后,肿痛稍减,应鼓励患者进行股四头肌的舒缩锻炼、防止肌肉萎缩。3～4周后解除固定,可指导进行膝关节的伸屈活动和步行锻炼。

3.药物治疗

早期宜消肿止痛,内服桃红四物汤或舒筋活血汤,外敷三色敷药;局部红肿较甚者,可敷清营退肿膏。后期治宜温经通络止痛,内服健步丸或补肾壮筋汤,并可用四肢损伤洗方或海桐皮汤熏洗患膝。

4.手术治疗

经保守治疗无效的半月板损伤或已诊查为半月板碎裂严重者,应尽量早期手术切除,以防止远期膝关节退行性变,继发创伤性关节炎。因此,术后也应重视伤肢的功能锻炼,以求强有力的肌肉来稳定关节。

三、膝关节交叉韧带损伤

膝交叉韧带位于膝关节之中,有前后两条,交叉如十字,常称十字韧带,相当于中医骨骱的“内连筋”。前交叉韧带起于股骨髁间窝的外后部,向前内止于胫骨髁间嵴的前部,不但能限制胫骨前移,还能限制膝关节过伸、胫骨内外旋转和膝关节内、外翻活动。后交叉韧带起于股骨髁间窝的内前部,向后外止于胫骨髁间嵴的后部,不但能限制胫骨后移,还能限制膝过伸、膝内旋和膝内、外翻活动。因此交叉韧带对膝关节的稳定和制导有重要作用。

【病因病机】

交叉韧带位置深在,在膝关节伸直或屈曲时,二韧带均紧张,非强大的暴力不易引起交叉韧带的损伤或断裂。一般单纯的膝交叉韧带损伤少见,且多与内外侧副韧带损伤及膝关节脱位等同时发生。

当暴力撞击小腿上端的后方时,可使胫骨向前方移位,造成前交叉韧带损伤,有时伴有胫骨隆突撕脱骨折、内侧副韧带或内侧半月板损伤;当暴力撞击小腿上端的前方时,使胫骨向后移位,造成后交叉韧带损伤,可伴有膝后关节囊破裂、胫骨隆突撕脱骨折和外侧半月板损伤。临床以前交叉韧带损伤为多见,主要发生于体力劳动、舞蹈、体育运动等旋转之暴力外伤。

【诊断要点】

交叉韧带的损伤,常是复合损伤的一部分,有明显的外伤史。受伤时似觉有撕裂感,剧痛并迅速肿胀,关节内有积血,功能障碍,关节松弛,失去原有的稳定性,一般膝关节呈半屈曲状态。

抽屉试验(推拉试验),是诊断交叉韧带损伤的重要方法。检查前先抽出关节内积血或积液,并在局麻下进行。患者仰卧,屈膝90°,足平放床上,检查者以一肘压住患者足背做固定，两手环握小腿上段作向前拉及向后推的动作。当前交叉韧带断裂或松弛时，胫骨向前移动度明显增大，当后交叉韧带断裂或松弛时，胫骨向后移动度明显增大。

X线照片检查，有时可见胫骨隆突撕脱骨片或膝关节脱位；膝关节造影及关节镜检查可协助诊断。

【治疗方法】

1.固定治疗

没有完全断裂的交叉韧带损伤，可将患膝用夹板或石膏托固定于屈膝20°～30°位6周，使韧带处于松弛状态，以便修复重建。并指导患者早期进行股四头肌舒缩锻炼，防止肌肉萎缩。解除固定后，可练习膝关节屈曲，并逐步练习扶拐行走；后期也可适当进行膝部及股四头肌部的按摩推拿手法治疗，以帮助改善膝关节伸屈功能活动度。

2.药物治疗

早期治疗宜活血祛瘀、消肿止痛，内服桃红四物汤、舒筋活血汤，外敷消瘀止痛膏或清营退肿膏。后期治宜补养肝肾、舒筋活络，内服补筋丸、活血酒，肌力不足者可服用健步丸、补肾壮筋汤，外贴宝珍膏。

3.手术治疗

对于交叉韧带完全断裂或伴有半月板、侧副韧带损伤者，须手术治疗，全面处理。

四、膝关节创伤性滑膜炎

膝关节创伤性滑膜炎，是指膝关节受到急性的创伤或慢性的劳损，引起滑膜损伤或破裂，导致膝关节腔内积血或积液的一种非感染性炎症反应疾患。急性创伤性滑膜炎，多发生于爱运动的青年人；慢性损伤性滑膜炎多发于中老年人，身体肥胖者或过用膝关节负重的人。

膝关节滑膜为构成关节的主要结构，膝关节的关节腔除股骨下端、胫骨平台和髌骨的软骨面外，其余的大部分为关节滑膜所遮盖，衬于关节囊纤维层内面。滑膜血管丰富，滑膜细胞分泌滑液，润滑关节，并能吸收营养，排除代谢产物。一旦滑膜受损，如不予以有效的处理，则滑膜必发生功能障碍，影响关节活动成为慢性滑膜炎，逐渐变成增生性关节炎。

【病因病机】

急性滑膜炎多因外来暴力的打击、扭转、关节附近骨折或运动过度以及外科手术等，损伤或刺激滑膜，使之充血水肿，渗出滑液增加。瘀血或渗出液充满关节腔可增高关节内压，阻碍淋巴回流，形成恶性循环。同时，积液日久，纤维素沉着，则易发生纤维性机化，关节滑膜在长期慢性刺激下逐渐增厚，引起粘连，影响关节活动，由于股四头肌萎缩，使关节不稳定。

慢性滑膜炎一般由急性创伤性滑膜炎失治转化而成，或由其他的慢性劳损导致滑膜的炎症渗出，产生关节积液造成。临床上属于中医的痹证范畴，多由风寒湿三气杂合而成，一般挟湿者为多；或肥胖之人，湿气下注于关节而发病。

【诊断要点】

急性滑膜炎有膝关节受到打击、碰撞、扭伤等明显的外伤史。膝关节在伤后1～2h内发生肿胀、疼痛、活动困难，走路跛行。检查时，膝关节局部皮肤温度略高，皮肤因肿胀而紧张，浮髌试验为阳性，关节穿刺可抽出血性液体。本病常是膝关节其他损伤的合并症，检查时要仔细，须与骨折、脱位、韧带及半月板损伤相鉴别。

慢性滑膜炎临床上多见于中老年人，有劳损或关节疼痛的病史。患者感觉两腿沉重，关节肿胀，下蹲困难，或上下楼梯疼痛，劳累及遇寒后加重，休息后及得暖时减轻。检查时，膝关节肿胀，两侧膝眼处饱满，局部轻度压痛，皮温不高。病程日久者，股四头肌萎缩，关节不稳，活动受限，浮髌试验阳性，关节穿刺可抽出淡黄色、清亮的积液。X线片示膝关节骨与关节结构无明显异常，可见关节肿胀，有的病人可见骨质增生。

【治疗方法】

对本病的治疗，首先应正确处理活动与固定的关系，活动可增加关节积液和继续出血，但活动可防止肌肉萎缩和关节粘连。所以在治疗过程中须掌握恰当，分清急、慢性期，合理选择治疗方法，才能达到预期的效果。

1.手法治疗

外伤当天，应将膝关节伸屈活动一次。先伸直膝关节，然后充分屈曲，再自然伸直，可使局限的血肿消散，疼痛减轻。慢性期可在肿胀处及其周围作按压、揉摩、拿捏等手法，以疏通气血，消肿止痛，预防粘连。

2.药物治疗

急性期滑膜损伤，瘀血积滞，治宜散瘀生新消肿为主，内服桃红四物汤加三七粉3g、车前子12g、茯苓皮20g，外敷消瘀止痛膏。慢性水湿稽留，肌筋弛弱，治宜祛风燥湿、强壮肌筋，内服羌活胜湿汤加减，外贴万应膏；若寒邪较盛，亦可散寒祛风除湿，方用乌头汤。

3.抽液与封闭治疗

关节积液显著者,可在无菌条件下穿刺抽液,之后注入强的松龙 25mg 加 1% 普鲁卡因 2mL。然后用弹性绷带加压包扎,这有利于积液的消除和关节功能的恢复。

4.固定与练功疗法

早期应卧床休息,抬高患肢,并禁止负重。治疗期间可作股四头肌舒缩活动锻炼,后期应加强膝关节的屈伸锻炼,这对消除关节积液,防止股四头肌萎缩,预防滑膜炎反复发作,恢复膝关节伸屈功能,起着积极作用。

五、髌骨劳损

髌骨劳损又称髌骨软骨软化症、髌骨软骨病,是髌骨关节软骨的一种退行性病变,好发于膝部活动较多的运动员、肥胖女性及老年人。反复扭伤、积累劳损或长期感受风寒湿邪等因素均可引起本病。

【病因病机】

髌骨关节面由软骨覆盖,髌骨表面光滑,呈"V"形,与股骨髁间切迹关节面相对应形成髌骨关节。伸膝时,由于股四头肌松弛,髌骨下部与股骨髁面轻轻接触;屈膝 90°时,髌骨上部与股骨髁面接触;当膝关节完全屈曲时,整个髌面紧贴股骨髁面。因此,膝关节在长期伸屈活动中,由于负重、久行、扭转等活动因素使髌骨关节面在较强的压力下反复摩擦或相互撞击,致使软骨面被磨损并营养欠佳,产生退行性变。此时软骨表面无光泽,弹性减弱,甚至形成龟裂、缺损而致本病。与此同时,关节滑膜和脂肪垫也被累及损伤而出现充血、渗出和肥厚等变化。

【诊断要点】

本病多见于有膝部劳损史或扭伤史的中老年人。起病缓慢,初感膝部隐痛或酸痛,继则疼痛加重,上下楼梯时或劳累后疲惫不堪,休息后减轻或消失,行走时偶有"卡住"感和清脆的弹响声。检查时髌骨压痛、髌周挤压痛,有时可有积液,活动髌骨时有粗糙的摩擦音,挺髌试验阳性,股四头肌有轻度的萎缩。X 线检查早期髌骨无改变,后期侧位或切线位可见到髌骨边缘骨质增生,髌骨关节面粗糙不平,软骨下骨硬化,髌骨关节间隙变窄等改变。

【治疗方法】

本病治疗方法甚多,重点在于改善膝部血运,促进营养供给和修复创面,防止肌肉萎缩,增强膝关节稳定性。

1.手法治疗

患者取仰卧位,患肢伸直。术者先在血海、梁丘、阴陵泉、阳陵泉、内外膝眼等穴位处进行点按，以镇静止痛；再用滚、揉、拿、捏等法广泛放松膝周组织，以舒筋活络；最后揉捏髌骨，被动屈伸、旋转膝关节以松解粘连，滑利关节。本手法隔日1次，每次大约15～20min。

2.药物治疗

治宜活血止痛，温经散寒，强筋壮骨为主。内服药物可选用独活寄生丸，舒筋活血汤等，外用腾洗药或骨伤科搽剂。

3.物理疗法

选用电疗、磁疗、超短波等局部透热，有一定效果。

4.固定及练功疗法

适当减轻劳动强度，减少活动量，尤其避免半蹲位，膝屈伸动作宜缓慢。注意膝部保暖，加强股四头肌的伸缩锻炼，以及膝周自我按揉活动。

六、踝关节扭挫伤

踝关节由胫腓骨下端与距骨组成，以跖屈、背伸为主。踝关节周围主要的韧带有内侧副韧带、外侧副韧带和下胫腓韧带。内侧副韧带又称三角韧带，起于内踝，自下呈扇形附于跗舟状骨、距骨前内侧，是一条坚强的韧带，不易损伤；外侧副韧带起自外踝，止于距骨前外侧的为腓距前韧带，止于跟骨外侧的为跟腓韧带，止于距骨后外侧的为腓距后韧带；下胫腓韧带又称胫腓联合韧带，为胫骨与腓骨下端之间的骨间韧带，是保持踝关节稳定的重要韧带。

踝关节扭挫伤甚为常见，可发生于任何年龄，但以青壮年较多，临床上一般分为内翻扭伤和外翻扭伤两大类，以前者多见。

【病因病机】

多因行走或跑步时突然踏在不平的地面上，或上下楼梯、走坡路不慎失足或踩空，或骑单车、踢球等运动中不慎跌倒，足踝部向内翻或向外翻扭转所致。跖屈内翻损伤时容易损伤外侧的腓距前韧带；单纯内翻损伤时，则容易损伤外侧的腓跟韧带；外翻姿势时，由于三角韧带比较坚强，较少发生损伤，但可引起下胫腓韧带撕裂或内踝撕脱骨折。若为直接的外力打击，除韧带损伤外，多合并骨折和脱位，故称为挫伤。

【诊断要点】

有明显的踝关节扭伤史。伤后踝部即觉疼痛，活动功能障碍，损伤轻者仅局部肿胀，损伤重时整个踝关节均可肿胀，并有明显的皮下瘀斑，伤足不敢用力着地，行走跛行，活动时疼痛加剧。内翻扭伤时，在外踝前下方肿胀、压痛明显，若将足部做内翻动作时，则外踝前下方剧痛；外翻扭伤时，在内踝前下方肿胀，压痛明显，若将足部做外翻动作时，则内踝前下方剧痛。严重扭伤疑有韧带断裂或合并骨折脱位者，局麻下应作强力内翻、外翻位的X线摄片检查。一侧韧带断裂往往显示患侧关节间隙增宽，下胫腓韧带断裂，可显示内外踝间距离增宽。

【治疗方法】

1.手法治疗

损伤严重，局部淤肿较甚者，不宜做重手法。对于单纯的踝部伤筋或部分撕裂并有关节紊乱者，可使用理筋手法。患者平卧，术者一手托住足跟，一手握住足尖部，缓缓做踝关节的背伸、跖屈及内翻、外翻动作，然后用两掌心对握内外踝，轻轻用力按压，有理顺筋络、散肿止痛作用。再在商丘、解溪、丘墟、昆仑、太溪、足三里等穴按摩，以通经络之气。

恢复期或陈旧性踝关节扭伤者，手法宜重，尤其是血肿机化，产生粘连，踝关节功能受损者，可采用牵引摇晃法，拨筋屈伸法，以解除粘连，恢复功能。

2.药物治疗

早期治宜活血祛瘀、消肿止痛，内服七厘散或舒筋活血汤；外敷双柏散或三色敷药。后期宜舒筋活络、温经止痛，内服活血酒或小活络丹，并可用四肢损伤洗方熏洗。

3.固定治疗

早期施以理筋手法并敷药后，用弹力绷带包扎固定，保持踝关节于受伤韧带松弛的位置，并暂时限制走路。根据损伤程度不同而选用绷带、胶布或夹板、石膏固定踝关节于中立位置.内翻扭伤采用外翻固定，外翻扭伤采用内翻固定，并抬高患肢，以利血运。一般固定2～3周，若韧带完全断裂者固定4～6周。同时尽早做足趾屈伸活动以及踝关节背伸跖屈运动、内外翻活动，以防止韧带粘连，增强韧带的力量。

七、跟腱损伤

跟腱由小腿部的腓肠肌与比目鱼肌肌腱联合组成，止于跟骨结节，能使踝关节做跖屈运动，是人体最强有力的肌腱之一，承受负重、步行、跳跃、奔跑等活动的强烈牵拉力量而不易被拉伤。跟腱损伤常发生于运动员、特技演员、产业工人，临床上可分为完全性断裂与不完全性断裂伤。

【病因病机】

跟腱损伤可因间接暴力或直接暴力所致，间接暴力损伤多在剧烈运动或劳动时，由于小腿三头肌的突然收缩，使跟腱受到强力牵拉，而引起跟腱部分撕裂或完全断裂，此种撕裂伤的断面参差不齐，断端一般在跟腱附着点上方3～4cm跟腱最窄处，腱包膜可以完整。直接暴力损伤多为刀、剪、斧等锐器的直接割裂伤，多为开放性损伤，断裂口较整齐，腱膜也多同时受损伤。直接与间接暴力的联合损伤多是跟腱处于紧张状态时，足部受到垂直方向的砸击伤亦可造成跟腱的断裂，局部皮肤挫伤较严重，周围血肿较大。

【诊断要点】

有明显外伤史。跟腱断裂时，病人往往听到断裂声，其后立即出现跟腱部剧痛、肿胀，不能行走，足跖屈无力，活动受限。检查时，断裂处可摸到凹陷空虚感，足背屈时更明显，腓肠肌肌腹内可摸到隆起物；扎姆泼森试验阳性，即病人俯卧位，足垂于桌端，用手挤压小腿三头肌时，踝关节出现跖屈为正常，若挤压后足无动作为阳性，表明跟腱断裂。跟腱部分撕裂者，各项症状均较轻。如系陈旧性跟腱断裂时，腱鞘多属完整，鞘内积血机化，空虚感可不明显。开放性跟腱断裂者，易于诊断，创口区有跟腱回缩的硬结。

【治疗方法】

对于新鲜的完全性或开放性断裂伤，应立即施行手术修补缝合。对于跟腱部分撕裂者，可用其他疗法。

1.手法治疗

将患足跖屈，在肿痛部位做较轻的按压、顺推，并在小腿三头肌肌腹处做按压揉拿，使肌肉松弛以减轻跟腱回缩，促进功能恢复。亦适用于手术后期。

2.药物治疗

早期治宜活血祛瘀止痛，内服续筋活血汤、舒筋丸等，外贴宝珍膏。后期治宜补益肝肾，强壮筋骨，内服壮筋续骨丸、加减补筋丸，配合外用熏洗、外擦药物，如海桐皮汤外洗，跌打止痛液外擦。

3.固定和练功疗法

在理筋手法后，可用夹板或石膏托将踝关节固定于跖屈位，并抬高患肢以利消肿，禁止足部背伸活动，3～4周逐步练习踝关节的伸屈活动及行走锻炼。

八、跟部滑囊炎

跟腱止点的前、后部和前下部各有微小的滑囊。跟部滑囊炎是指上述滑囊因受到反复的牵拉和摩擦刺激，引起损伤疼痛、肿胀等炎性反应。本病40～60岁者多发，一般男性多于女性。

【病因病机】

主要是外力的长期刺激,小腿三头肌过多的收缩,如长途跋涉、奔跑、跳跃,使跟腱周围受到反复的牵拉、摩擦,而引起滑囊炎。若有跟腱、滑囊的退行性改变则本病更易发生。

【诊断要点】

多有慢性损伤史。在跟腱附着部位肿胀、压痛,行走时因鞋的摩擦疼痛加重。检查时可见表面皮肤增厚,皮色略红,肿胀,触之有囊样弹性感,压痛明显。但必须与跟骨骨骺炎的痛点相鉴别。

X线摄片检查多无异常发现,侧位片有时踝关节后方透亮三角区模糊或消失。病程久而影响行走者,可有局部脱钙、骨质疏松表现。

【治疗方法】

1.手法治疗

患者俯卧位,在痛点及其周围作推揉挤压手法,并提弹跟腱数下,以使气血流通,减轻疼痛。

2.药物治疗

早期治宜养血舒筋,温经止痛,内服舒筋活络汤、当归鸡血藤汤;外用八仙逍遥汤熏洗或金黄膏外敷。

3.封闭治疗

在压痛肿胀处注射醋酸强的松12.5mg加2%普鲁卡因2mL或丹参注射液2mL,每周1次,连续3～4次。药液不可注入跟腱,以免造成病理性跟腱断裂。

4.固定和练功疗法

一般不用外固定,但急性期宜休息,症状好转后应避免久行、久站,鞋子以宽松为宜,勿使鞋帮压迫跟腱部。

九、跟痛症

跟痛症主要是指跟骨底部由于慢性损伤引起的以疼痛、行走困难为主的病症,常伴有跟骨结节部的前缘骨刺。多发生于老年肥胖者,为骨伤科常见病。

【病因病机】

多为老年肝肾不足或久病体虚,气血衰少,筋脉懈惰,加之体态肥胖,体重增加,久行久站造成足底部皮肤、皮下脂肪、跖筋膜负担过重,引起劳损和退行性变所致。亦有因跟骨骨刺发生于跟骨底面结节前缘,使跖筋膜和足趾短肌在跟骨结节附着处受累,牵拉骨刺,发生慢性炎症反应而致疼痛。

【诊断要点】

起病缓慢，多为一侧发病，可有数月或几年的病史，足跟部疼痛，晨起后站立或行走时疼痛较重，行走片刻后减轻，但行走过久又加重。检查时，足部不红不肿，跟骨的跖面和侧面有压痛，如跟骨刺较大时，可触及骨性隆起。X线片检查常见骨质增生，但与临床表现不成正比。

【治疗方法】

1.药物治疗

治宜养血舒筋、温经止痛，内服当归鸡血藤汤或骨质增生丸，外用八仙逍遥汤或海桐皮汤熏洗患足，或用熨风散作热熨。

2.封闭治疗

用醋酸强的松龙25mg加1%普鲁卡因2～4mL，从侧方进针，作痛点封闭，要将药液注到骨膜表面。

3.固定和练功疗法

急性疼痛期宜休息，症状缓解后仍宜减少步行，并在患足鞋内放置软垫，以减少足压。

十、跖管综合征

跖管综合征是指胫后神经在胫骨内踝后下方的跖管内被压而引起的一组综合征。跖管为足内踝后下方与距、跟骨和屈肌支持带所构成的一个缺乏弹性的骨纤维管，由后上向前下走行长约2～2.5cm。跖管的深面为跟骨、距骨及关节囊，跖管的浅面为跨于胫骨内踝及跟骨结节的分裂韧带，管内有胫后肌腱、屈趾长肌腱、胫后神经、胫后血管及屈䠀长肌腱。

本病主要发生于青壮年男性，年龄在15～30岁之间，多数为从事体力劳动或体育运动者。

【病因病机】

主要病因是踝部扭伤、骨折畸形愈合，或局部的慢性劳损，产生腱鞘炎。或由于足的外翻畸形，以及分裂韧带紧张性增加，加深了对胫后神经、肌腱等的压迫。上述的种种原因均可造成腱鞘水肿、充血，鞘壁增厚，使管腔相对变窄，压迫管内胫后神经而产生跖管综合征。

【诊断要点】

主要症状为足底和足跟内侧疼痛、麻木，劳累后明显，休息后减轻。甚者足底灼痛，皮肤干燥，无汗或足内在肌萎缩。跖管部叩击痛，踝关节过度背伸或足外翻时可使疼痛加剧。晚期X线照片可在距骨内侧有骨刺形成。

【治疗方法】

1.手法治疗

早期可在内踝后部做推揉、分筋、理筋和按压手法，能起到活血通络止痛作用。可教给患者自行操作。

2.药物治疗

治宜活血化瘀、舒筋通络、消肿止痛，内服药可选舒筋活血汤、大活络丸；外用药可选宝珍膏、万应膏外敷，或用骨科外洗二方熏洗热敷。

3.封闭治疗

可选用强的松龙12.5mg加1%普鲁卡因4mL，做跖管内注射，每周1次，共4～5次。

4.手术治疗

经过上述等保守治疗1～2个月后仍无好转者，可考虑手术治疗。手术切除造成卡压的纤维带，探查胫后神经，如有骨疣或囊肿，应一并切除。

第三节 躯干筋伤

躯干骨由脊柱(33个脊椎骨)、胸骨(胸骨柄、胸骨体和剑突)、肋骨(12对)和骨盆(髋骨、耻骨、坐骨)所组成，脊柱的下段(骶椎和尾椎)构成骨盆的后壁；脊柱的胸段，与两侧肋骨及胸骨组成胸廓，支撑着人体的上身，保护位于胸腔、腹腔和盆腔内的重要脏器。躯干骨损伤的致伤暴力强大，损伤机制复杂，往往合并内脏组织结构及脊髓的破坏，产生严重的并发症，可致终身残疾甚至死亡。因此，对于躯干骨折的诊断和治疗，应当既要重视骨折，也要重视并发的内脏及脊髓的损伤及其对全身和局部生理功能的影响。

一、肋骨骨折

肋骨共12对，呈弓形，分左右对称排列，与胸椎和胸骨相连构成胸廓，有支持和保护内脏的重要作用。上7对肋骨借助软骨直接附着于胸骨，称为真肋。下5对称假肋，第8～第10肋骨借第7肋软骨间接与胸骨相连，第11～第12肋骨前端游离，称为浮肋。肋骨呈扁平，为两层薄弱的皮质骨中包裹一层松质骨，较为脆弱。

肋骨骨折临床多见，好发于成人和老年人，青少年则少见。一肋一处骨折多见；多肋多处骨折少见，可并发内脏损伤，严重者危及生命。老年人肋骨骨质疏松，容易发生骨折。已有恶性肿瘤转移灶的肋骨，也易发生病理性骨折。第4～第7肋骨长而薄且固定，在外力作用下较易发生骨折，骨折部位常在前外侧。

因肋骨与肋骨之间均有肋间肌，即由肌间内肌和肋间外肌交叉固定，将肋骨连成一体，故肋骨骨折一般较少发生移位。

【病因病机】

1.直接暴力

拳棒打击、车辆碰撞等外力直接作用于肋骨，该处肋骨被迫向胸廓内陷而致骨折，造成骨折端向内塌陷。此类骨折易伤及胸膜和肺脏，造成气胸、血胸的机会也较多。

2.间接暴力

如塌方、车轮碾轧、重物挤压等，使胸廓受到前后方向挤压的暴力，肋骨被迫向外弯曲凸出，在最突出处发生骨折，多发生在腋中线附近。亦有因暴力打击前胸，而致后肋骨折，或打击后胸而致前肋骨折。骨折多为斜行，断端向外突出，刺破胸膜的机会较少，偶尔刺破皮肤，造成开放性骨折。

3.肌肉收缩

长期剧烈咳嗽或喷嚏时，胸部肌肉急剧而强烈的收缩，亦可偶发肋骨骨折，但多发生在体质虚弱、骨质疏松者。

肋骨骨折多为闭合性骨折，可发生于一根或数根。一根肋骨一处骨折者，称为单处骨折，一根肋骨两处骨折者，称双处骨折。多根双处骨折时可造成肋骨断段的游离，使该处胸廓失去支持，形成浮动胸壁，产生反常呼吸运动，即吸气时因胸膜腔负压增加而向内凹陷；呼气时因胸膜腔内负压减低而向外凸出，使肺的通气功能障碍，严重影响呼吸和循环功能。若骨折断端刺破胸膜，空气从外界进入胸膜腔，则可并发气胸，流入的空气使患侧肺压缩，影响正常呼吸功能和血液循环。如胸膜穿破口已闭，不再有空气进入胸膜腔，则称为闭合性气胸；如胸膜穿破口未闭，空气仍自由沟通，则称为开放性气胸；若胸膜穿破口形成阀门，吸气时空气通过破裂口进入胸膜腔，呼气时则不能将空气排出，胸腔内压力不断增加，对肺的压迫和纵隔推移也愈来愈大，则称为张力性气胸。若骨折端刺破胸壁和肺的血管，血液流入胸膜腔，即为血胸，多与气胸同时发生，称为血气胸。

【诊断要点】

伤后局部肿胀、疼痛，有血肿或瘀斑。咳嗽、打喷嚏、深呼吸或躯干转动时疼痛则加重。患者多能指出骨折部位，检查时骨折处有压痛或畸形。有时可摸到骨擦音。两手分别置于胸骨和胸椎，前后挤压胸廓，或左右挤压胸廓，均可引起骨折处剧烈疼痛。

X线检查甚为重要，凡是胸部外伤患者，疑有骨折，必须拍摄胸部X线正、侧、斜位片，必要时行CT或三维CT检查，明确肋骨骨折的部位、根数及移位情况，更重要的是检查有无气胸、血胸的发生及其程度如何。如气胸严重时，肺可被压缩，纵隔可向健侧移位。血胸量少，仅肋间角消失，大量的血胸时，则全肺被液体阴影所掩盖。如同时存在气血胸时，则出现液平面。

【治疗】

单纯肋骨骨折，因有肋间肌固定和其余肋骨支持，所以多无明显移位，且较稳定，一般不需整复。即便是畸形愈合，亦不妨碍呼吸运动。如有肋骨骨折合并其他并发症时，必须及时处理，否则会造成严重后果。一般肋骨骨折的处理如下。

1.整复方法

(1)坐位整复法：患者正坐，助手在患者背后，将一膝顶住患者背部，双手握其肩，缓缓用力向后方拉开，使患者挺胸，医生一手扶健侧，一手按定患侧，用挤按手法将高凸部分按平。若患者身体虚弱时，可取仰卧位，背部垫高，同样采用挤按手法将骨折整复。

(2)卧位整复法：患者仰卧位，一助手双手平按患者上腹部，令患者用力吸气，至最大限度再用力咳嗽，同时助手用力按压上腹部，术者以拇指下压突起之肋骨端，即可复位。若为凹陷骨折，在咳嗽的同时，术者双手对挤患部的两侧，使下陷者复起。

2.固定方法

(1)胶布固定法：患者正坐，在贴胶布的皮肤上涂复方安息香酸酊，作呼气时使胸围缩至最小，然后屏气，用宽7～10cm的长胶布，自健侧肩胛中线绕过骨折处紧贴到健侧锁骨中线，第2条盖在第1条的上缘，互相重叠1/2，由后向前、由下至上地进行固定，直至将骨折区和上下邻近肋骨全部固定，以跨越骨折上、下各两肋为宜，固定时间3～4周。若皮肤对胶布过敏或患有支气管哮喘、慢性支气管炎、肺气肿，或老人心肺储备能力有限者，因半环式胶布固定可加重呼吸限制而不宜采用。

(2)宽绷带固定法：适用于老年人或皮肤对胶布过敏者。骨折复位后，局部肿不甚者，可外贴伸筋膏，肿甚者外敷祛瘀消肿膏，然后覆以硬纸壳，胶布贴于胸壁，再用宽绷带或多头带包扎外固定。敷药者3～5d更换1次，后贴伸筋膏，继续固定3～4周。

(3)肋骨牵引固定法：适用于单根多发或多根多发骨折。为了减少反常呼吸引起的生理障碍，固定胸壁，必要时行肋骨牵引治疗。

3.药物治疗

(1)内治：初期应活血化瘀，理气止痛。伤血为主者，可选用复元活血汤、血府逐瘀汤；伤气为主者，可选用柴胡疏肝散、金铃子散，加用款冬花、桔梗、杏仁、黄芩等，以宣肺止咳化痰；痛甚者加云南白药或三七；咯血者加仙鹤草、血余炭等。中期以接骨续筋为主，内服接骨紫金丹。后期胸肋隐隐作痛或陈伤者，宜化瘀和伤，行气止痛，可选用三棱和伤汤；气血虚弱者，用八珍汤合柴胡疏肝散。

(2)外治：初期可选用消肿散、消肿止痛膏。中期用接骨续筋膏或接骨膏。后期用狗皮膏或万灵膏敷贴，或用海桐皮汤熏洗。

4.合并症的处理

肋骨骨折引起的疼痛、血气胸及肺部感染，可严重影响患者的呼吸循环功能，导致进行性低氧血症，甚至死亡，应引起高度重视并积极采取措施加以处理。

(1)气胸：闭合性气胸而胸腔积气较少者，对肺功能影响不大，不需特殊处理，积气往往能自行吸收。若积气较多时，有胸闷、气急、呼吸困难，考虑为张力性气胸时，需紧急在前胸第2肋间隙插入一针头排气，暂时降低胸腔内压力，以后插入胸腔引流管进行水封瓶引流。开放性气胸急救时可用消毒的纱布或凡士林油纱布填塞伤口包扎，阻止胸腔与外界空气相通，待病情好转后，再进行清创术。

(2)血胸：非进行性血胸如积血多者，可在伤后12～14h后，在腋后线第6～第7肋间隙进行胸腔穿刺，抽出胸腔积血，可分次抽出，每次抽吸后注入抗生素，预防感染。对进行性血胸，在积极抢救休克后，进行开胸探查，术后插入引流管，水封瓶引流。

(3)疼痛：用0.5%盐酸利多卡因溶液50mL注射于骨折部位，对消除肋骨骨折引起的严重疼痛有效，止痛时间长达2～3h，必要时可重复使用。也可行肋间神经封闭，阻滞范围除肋骨骨折部位的肋间神经外，还应包括骨折部位上、下各一肋间神经。

(4)肺内感染：由患者或护理人员扶按伤处，鼓励并协助患者咳嗽、排痰，多作深呼吸。用庆大霉素加α-糜蛋白酶雾化吸入，以稀释痰液，有助排痰。有慢性阻塞性肺部疾病或已发生肺部感染者，应及时做痰细菌培养加药敏，全身应用敏感抗生素。

5.练功活动

患者经整复固定后，一般均应下地活动，重伤员需卧床者，可抬高床头取半坐卧位，并锻炼腹式呼吸运动。有痰者，护理人员或患者自行扶住伤处后，鼓励患者咳痰，待症状减轻后即应下地活动。

二、脊柱骨折

脊柱是躯干的中轴。是负重、运动、吸收震荡及平衡肢体的重要结构，具有保护及支持内脏、脊髓的作用。

脊椎由 33 个椎骨组成，其中颈椎 7 节，胸椎 12 节，腰椎 5 节，骶椎 5 节及尾椎 4 节。成人骶椎已融合为一体，尾椎亦合成一个尾骨。因此，成人椎骨只有 26 个，能活动的只有 24 个椎体。椎体与椎体间借椎间软骨盘连接，共有 23 个椎间盘。

人类直立的脊柱有 4 个弯曲的类似弹簧作用的生理弧度，即颈段前凸、胸段后凸、腰段前凸、骶尾段后凸，借椎间盘和生理弧度，以缓冲外力对脊柱的冲击和震荡。

脊柱的运动和稳定，依赖于脊柱周围的肌肉舒缩和固定作用，使脊柱能作出各种灵活动作。因此，可以认为肌肉是脊柱稳定的外在平衡，两者是相辅相成的。故在脊柱损伤时，应考虑两者的关系。

脊髓有两个膨大部分，一个在第 4 颈椎～第 1 胸椎椎体之间，上肢的运动和感觉中枢集中于此；一个在第 10 胸椎～第 1 腰椎椎体之间，下肢运动和感觉中枢以及膀胱自主排尿中枢集中于此。因此，当脊髓膨大部或膨大部以上的脊椎发生骨折脱位，造成脊髓损伤，可引起损伤部位以下瘫痪。

脊柱骨折为骨科常见骨折。其发生率占全身骨折的 5%～6%，以胸腰段骨折发生率高，其次为颈，腰椎、胸椎最少，常伴有脊髓或马尾神经损伤。

【病因病机】

1.依据损伤机制分类

(1)屈曲型损伤：脊椎在屈曲位受到暴力作用或暴力造成脊柱过度屈曲所致。外力集中到椎体前部，使脊柱相应部位椎体前半部受到上下位椎体、椎间盘的挤压而发生压缩性骨折，其后部的棘上韧带、棘间韧带、关节突关节囊受到牵张应力而断裂，上位椎体向前下方移位，引起半脱位。椎体后部的附件包括椎板、椎弓根、关节突、横突与棘突，可发生撕脱、断裂、脱位或交锁，严重者常并发脊髓损伤，但椎体后侧皮质并未压缩断裂。屈曲型骨折占所有脊椎骨折脱位的 90%以上，其中大部分发生在胸腰段。活动范围较大的下段颈椎和胸腰椎结合部(第 11 胸椎～第 2 腰椎)最为多见。

(2)过伸型损伤：脊柱在过伸位受到暴力作用或暴力迫使脊柱过伸造成的损伤。当患者从高处仰面摔下，背部或腰部撞击木架或地面坚硬物体上，被冲击的部位形成杠杆支点，使脊柱骤然过伸，造成前纵韧带断裂，椎体前下或前上缘撕脱骨折，棘突椎板相互挤压而断裂，严重时上位椎体可向后移位。

(3)垂直压缩型损伤：脊柱受到垂直暴力作用而发生的损伤。如高处掉落的物体纵向打击头顶，或跳水时头顶垂直撞击地面，以及人从高处坠落时臀部触地，均可使椎体受到椎间盘挤压而发生粉碎性骨折，骨折块向四周“爆裂”移位，尤其是椎体后侧皮质断裂，骨折块突入椎管造成椎管变形，脊髓损伤。

(4)侧屈型损伤：暴力迫使脊柱侧屈而发生的损伤。如高处坠落时一侧臀部触地，或因重物压砸使躯干向一侧弯曲，而发生椎体侧方楔形压缩骨折，其对侧受到牵张应力，引起神经根或马尾神经牵拉性损伤。

(5)水平剪力型损伤：又称安全带型损伤，多属屈曲分离型剪力损伤。高速行驶的汽车在撞车瞬间患者下半身被安全带固定，躯干上部由于惯性而急剧前移，以前柱为枢纽，后、中柱受到牵张力而破裂张开，造成经棘上棘间韧带—后纵韧带—椎间盘水平断裂；或经棘突—椎板—椎体水平骨折，往往移位较大，脊髓损伤多见。

(6)撕脱型损伤：由于肌肉急骤而不协调收缩，造成棘突或横突撕脱性骨折，脊柱的稳定性不受破坏，骨折移位往往较小。

老年人由于内分泌功能减退而致骨质疏松，尤其是老年妇女停经以后，骨质明显疏松。椎体对负重受压的承受力差，稍受外力挤压时，即可引起压缩性骨折，椎体多呈现鱼椎骨状的双凹形改变。如蹲下提重物、滑倒着地，或乘车颠簸，虽然外力较轻也可致骨折。

2.依据骨折形态分类

(1)压缩骨折：椎体前方受压缩呈楔形变。压缩程度常以椎体前缘高度与后缘高度的比值计算。分度则以前缘高度与后缘高度之比为依据，Ⅰ度为1/3，Ⅱ度为1/2，Ⅲ度为2/3。

(2)爆裂骨折：椎体呈粉碎性骨折，骨折块向四周移位，向后移位可压迫脊髓及神经。椎体前后径和横径均增宽，两侧椎弓根距离加宽，椎体高度减小。

(3)撕脱骨折：在过伸及过屈位损伤时，在韧带附着点发生撕脱骨折，或旋转损伤时的横突骨折。

(4)骨折脱位：脊柱骨折合并脱位。脱位可为椎体向前或向后移位，并有关节突关节脱位或骨折；也可为旋转脱位，一侧关节突交锁，另一侧半脱位。

根据损伤后脊柱的稳定程度分为稳定性损伤与不稳定性损伤。无论是搬运或脊柱活动，骨折无移位趋向者，称为稳定性损伤，如单纯椎体压缩性骨折不超过1/3、单纯横突棘突骨折等。在严重外力作用下，除椎体、附件骨折外，还常伴有韧带、椎间盘损伤,使脊柱的稳定因素大部分被破坏,在搬运中易发生移位而损伤脊髓或马尾神经,称为不稳定性损伤,如骨折脱位、椎体爆裂性骨折、压缩性骨折超过1/2者。

【诊断要点】

1.外伤史

患者有明显的外伤史,如高处坠落、车祸、重物砸伤、坍塌事故等均可能发生脊柱损伤。应详细了解暴力作用过程和部位、受伤时的姿势及搬运情况。在颅脑外伤、醉酒意识不清时,应特别注意排除颈椎损伤。

2.临床表现

伤后脊柱疼痛及活动障碍为主要症状。脊柱可有畸形,脊柱棘突骨折可见皮下瘀血。伤处局部有疼痛,如颈项痛、胸背痛、腰痛或下肢疼痛等。棘突有明显浅压痛。脊背部有肌痉挛,骨折部有压痛和叩击痛。颈椎骨折时,屈伸运动或颈部旋转运动受限。胸椎骨折时,躯干活动受限,如伴肋骨骨折者可有呼吸受限或呼吸音减弱。腰椎骨折时,腰部有明显压痛,伸、屈下肢时腰痛。腰部活动明显受限。因腰椎骨折引起腹膜后血肿者,可见腹部胀痛、胃纳不佳、肠鸣音减弱、便秘,腹部有压痛或反跳痛,舌苔薄白或黄腻,脉弦数等瘀血内阻的里实证。脊柱骨折时每因活动或搬动引起局部剧痛。

颈、胸椎骨折可并发脊髓损伤,腰椎骨折可并发脊髓圆锥和马尾神经损伤。可致患者四肢瘫、截瘫和大小便功能障碍等。

3.影像学检查

(1)X线检查:对确定脊柱损伤的部位、类型和程度,以及在指导治疗方面具有极为重要的价值,是诊断脊柱损伤的首选方法。任何脊柱损伤均应摄正侧位X线片,或加拍斜位片,应注意查看骨折或脱位的部位和类型;椎体压缩、前后左右移位、成角和旋转畸形及其程度;椎管管径改变;棘突间距增大及椎板、关节突、横突、棘突骨折及其程度;如陈旧性损伤判断其是否稳定,应拍摄损伤节段的前屈、后伸侧位片。

(2)CT扫描:能清楚地显示椎体、椎骨附件和椎管等结构复杂的解剖关系和骨折移位情况,其突出的优点是不受自身影像重叠及周围软组织掩盖影响,对周围软组织具有很高的分辨率。对于观察椎管周围的附件损伤,特别是用一般X线检查很难显示的寰枕部、颈胸段损伤,更具优越性。但如果CT扫描层面间距过大,可遗漏病变区域。另外,不能发现多节段损伤也是其缺陷。CT的三维成像可进一步表达骨折的具体情况。

(3)MRI：具有多平面成像及很高的软组织分辨力，能非常明确地显示脊髓和椎旁软组织是否损伤及损伤的具体细节，是脊髓损伤最有效的影像学检查手段。可通过观察脊髓内部信号改变和椎管内其他结构的创伤情况，来判断脊髓损伤程度，对制订治疗方案、评估预后有较大的指导意义。

4.电生理检查

包括肌电图和体感诱发电位(SEP)检查等，能确定脊髓损伤的严重程度，帮助预测功能恢复情况，并对脊柱脊髓手术起到监护脊髓功能的作用。当伤后仍有或伤后不久就出现体感诱发电位者，其恢复的可能性较大，而且体感诱发电位的改善往往先于临床体征。如伤后体感诱发电位完全消失，多预示脊髓的完全性损伤。

【治疗】

1.急救处理

脊柱骨折和脱位的正确急救处理，对患者的治疗及预后有重要意义。在受伤现场应就地检查，首先要明确脊柱损伤的部位；其次要观察伤员是否有截瘫并确定截瘫部位，以此作为搬运时的依据。搬运过程中，原则上脊柱保持平直，避免屈曲和扭转。可采用两人或数人在患者一侧，动作一致地平托头、胸、腰、臀、腿的平卧式搬运，或同时扶住患者肩部、腰、髋部的滚动方式，将患者移至硬性担架上。对颈椎损伤者，应由一人专门扶住头部或用沙袋固定住头部，以防颈椎转动。切忌用被单提拉两端或一人抬肩、另一人抬腿的搬运法，因其不但会增加患者的痛苦，还可使脊椎移位加重，损伤脊髓。由于导致脊柱损伤的暴力往往巨大，在急救时应特别注意颅脑和重要脏器损伤、休克等的诊断并优先处理，维持呼吸道通畅及生命体征的稳定。

2.整复方法

根据脊柱损伤的不同类型和程度，选择不同的治疗方法。胸腰椎压缩骨折较稳定。如属年老体弱、骨质疏松的患者，一般不主张手法复位，仅需卧床休息 3 个月左右或适当的练功活动即可。如系年轻患者，功能要求高，恢复后要从事体力劳动，故应采取及时复位、良好的固定和积极的功能活动，才能获得满意疗效。复位方法总的原则是逆损伤的病因病理并充分利用脊柱的稳定结构复位。屈曲型损伤应伸展位复位，过伸型损伤应屈曲位复位。在复位时应注意牵引力的作用方向和大小，防止骨折脱位加重或损伤脊髓。颈椎损伤伴关节交锁时，应首选颅骨牵引复位法，胸腰椎损伤则可选用下肢牵引复位法或垫枕，腰背肌锻炼复位法。在复位过程中，为了减少患者的痛苦和松弛痉挛的肌肉，可以适当给予止痛药物。

(1)屈曲型脊椎骨折：

①牵引过伸按压法：患者俯卧硬板床上，两手抓住床头，助手立于患者头侧，两手把持腋窝处，一助手立于足侧，双手握双踝，两助手同时用力，逐渐进行牵引，至一定程度后，足侧助手在牵引的基础上，逐渐将双下肢提起悬离床面，使脊柱呈现过伸位，得到充分牵引和后伸，使肌肉松弛、椎间隙及前纵韧带被拉开后，术者双手重叠，压于骨折后突部位，用力下压，借助前纵韧带的伸张力，将压缩之椎体拉开，同时后突畸形得以复平。

②二桌复位法：用高低不等的二桌，高低差为25～30cm，平排在一起，将患者置于二桌上，患者头部朝高桌，然后将高桌边逐渐移至上臂中段近下颏处，将低桌渐移至大腿中段处，借助患者体重，使胸腰部悬空。此时术者可用手掌托住患者的腹部，慢慢下沉，以减轻疼痛，达到脊柱过伸的目的，2～5min后，脊柱的胸腰部明显过伸，此时前纵韧带被拉紧，被压缩之椎体得以复位后，立即采用石膏背心或金属胸腰过伸支架固定。石膏背心要求上至胸骨上缘，下至耻骨联合。骨突处放一衬垫以防压伤，注意三点(胸骨部、耻骨部、下腰部)的固定和塑形。

③两踝悬吊复位法：患者俯卧于复位床上，将两踝悬空吊起。如没有复位床，亦可在屋梁上装一滑轮，将双足向上吊起，徐徐悬空，使胸腰段脊柱过伸，其原理与二桌复位法相同。复位后同样用支架固定脊柱于过伸位。

④垫枕法：让患者仰卧于手术台上，胸腰段置于肾托上，然后逐渐摇起肾托，将患者的胸腰段挺起呈拱桥形，使脊柱后伸。复位后，可在腰部置软枕，仰卧位休息。

⑤自身复位功能疗法：本法简便安全，效果可靠，患者恢复快，合并症少，同时能发挥患者在复位和治疗中的主动作用。以背伸肌为动力，增加前纵韧带及椎间盘前部纤维环的张力，使压缩的椎体逐渐张开，骨折畸形逐渐得以矫正。背伸肌力的加强，即形成一个有力的肌肉夹板，对脊柱的稳定起重要作用。此法可以免除长期石膏固定的痛苦，避免了骨质疏松。由于坚持背伸肌锻炼，骨折的后遗症也明显减少，同时也可改善全身血液循环。早期消除全身症状，增加饮食，恢复体力，有利于患者的康复。其具体方法如下：患者仰卧于硬床上，骨折处垫一软枕，如疼痛者可服中药或给予止痛剂，待疼痛缓解后即可进行腰背肌锻炼。

⑥持续牵引法：对于轻度移位、无关节交锁的颈椎骨折，一般采用枕颌布托牵引法。将其套住枕部与下颌部，通过滑轮进行牵引，头颈略后伸，牵引重量2～3kg，持续牵引4～6周。如颈椎骨折伴有关节交锁者，需用颅骨牵引。牵引重量逐步增加，并及时摄片了解复位情况，一般采用5～10kg可将交锁整复，牵引方向先略加前屈，复位后，牵引方向改为后伸，重量可逐渐减至1～2kg，继续牵引4～6周

后换带颈托或石膏围领。

(2)伸直型脊椎骨折：颈椎部损伤时，可采用颈椎中立位枕颌布托牵引法，必要时可使颈椎稍向前屈曲位。无脊髓损伤者，持续牵引4～6周后，换颈托或石膏围领保护。腰椎部损伤时，应避免脊柱后伸，根据需要将脊柱保持于伸直或略屈曲的位置。

3.固定方法

一般单纯性胸腰椎压缩骨折，须仰卧硬板床，骨折部垫软枕。卧床时间为3～4周。对于不稳定胸腰椎骨折，可采用脊椎骨折夹板或石膏背心、金属支架固定，固定时间4～6个月，必要时也可手术治疗。颈椎骨折脱位者，屈曲型损伤用颅骨牵引结合头颈伸展位固定，过伸型损伤则需保持颈椎屈曲20°～30°位；另外头—胸支架、头颈胸石膏、颈围领等均适用于颈椎损伤固定。

4.药物治疗

(1)初期：由于筋骨脉络的损伤，血离经脉，瘀积不散，经络受阻，局部肿胀、剧烈疼痛，故治宜活血化瘀，消肿止痛。若局部持续疼痛，腹满胀痛，大便秘结，苔黄厚腻，脉弦有力，证属血瘀气滞，腑气不通，治宜攻下逐瘀，方用桃核承气汤或大成汤加减。

(2)中期：肿痛虽消而未尽，筋骨未复，故治宜活血和营、接骨续筋为主，方用续骨活血汤、接骨丹、接骨紫金丹。

(3)后期：腰酸腿软，四肢无力，活动后局部隐隐作痛，属肝肾不足，气血两虚，治宜补益肝肾，调养气血，方用六味地黄汤、八珍汤或健步虎潜丸和续断紫金丹，外贴万应膏或狗皮膏。

5.手术治疗的适应证

对于骨折脱位、移位明显，闭合复位失败，或骨折块突入椎管压迫脊髓者应选择手术切开复位，在直视下观察脊柱损伤的部位和程度，复位准确，恢复椎管管径，解除脊髓压迫，重建脊柱稳定性，利于患者尽早康复训练，并且可减轻护理难度，预防并发症的发生。

6.练功活动

屈曲型胸腰椎压缩骨折可采用下述方法。

(1)仰卧式：

①五点支撑法：在木板床上，患者仰卧，用头部、双肘及足跟支撑起全身，使背部尽力腾空后伸。伤后早期即可采用此法。

②三点支撑法：患者双臂置于胸前，用头部及双足跟撑在床上，使全身腾空后

伸。本法是在五点支撑法的基础上发展而来，适用于中后期。

③四点支撑法：用双手及双足支重，全身后伸腾空如拱桥式。此种练功法难度较大，青壮年患者经过努力，在伤后 5～6 周可以达到练功要求。

(2)俯卧式：

第一步：患者俯卧，两上肢置于体侧，抬头挺胸，两臂后伸。使头、胸及两上肢离开床面。

第二步：在双膝关节伸直的同时，后伸下肢，并使其尽量向上翘起，两下肢也可先交替后伸翘起，而后再一同后伸。

第三步：头、颈、胸及两下肢同时抬高，两臂后伸，仅使腹部着床，整个身体呈反弓形，如飞燕点水姿势。

练功法作为复位的一个重要部分，必须坚持早期进行练功，循序渐进，持之以恒，只要全身情况允许，一般伤后 1～2d，即要指导伤员进行练功。并向患者讲明练功要领及必要性。解除病员的思想负担，充分调动患者的积极因素。一般经过 2 周后，骨折可大部分复位，4 周后基本恢复，8～12 周后骨折愈合。本法对合并附件骨折或不全脱位之不稳定骨折亦能达到复位目的，疗效满意。通过功能锻炼椎体在压缩 1/3 或不到 1/2 者，可基本恢复正常高度，后期脊柱功能恢复满意。

三、骨盆骨折

骨盆是由骶骨、尾骨和两侧髋骨（髂骨、耻骨和坐骨）接连而成的坚强骨环，是连接躯干与下肢的桥梁。躯干的重力通过骨盆传达到下肢，下肢的运动必须通过骨盆才能传达到躯干。

骨盆周围附着肌肉较多，这些肌肉的急骤收缩均可引起附着点的撕脱骨折，同时也是骨盆骨折发生移位的因素之一。

骨盆对盆腔内的脏器和组织（如膀胱、直肠、输尿管、性器官、血管和神经）有保护作用，严重的骨盆骨折，常可伤及盆腔内脏器或血管神经，尤其大量出血会造成休克，管腔脏器破裂可造成严重感染，危及生命。

随着现代化工农业和高速交通的发展，高能量损伤引起的骨盆骨折的发生率也在迅速增高，而且往往是多发性损伤。在因交通事故死亡的伤员中，与骨盆骨折相关的失血性休克、脏器破裂后严重感染、脂肪栓塞和 DIC 是其早期死亡的主要因素。

【病因病机】

骨盆骨折多由强大外力作用所致，如高处坠落伤、重物土石压砸伤和交通事故伤等，主要力量是外旋、内旋和垂直剪力。根据致伤暴力作用方向和部位不同可分为如下几类。

1.根据暴力作用的形式分类

(1)前后挤压或外旋暴力损伤：暴力作用在耻骨联合和后侧髂脊上，一侧或两侧髂骨将随着外旋使耻骨联合分离。如果暴力能量低，耻骨联合分离不超过2.5cm，当外力消失后分离的耻骨联合自然恢复，不发生韧带损伤。如果暴力较大，髂骨继续外旋，造成骶棘韧带和骶髂前韧带撕裂，骨盆呈翻书状分离。如暴力继续外旋，可能发生骶髂关节脱位或发生一侧髂骨纵裂骨折或骶骨外侧纵裂骨折，半环随之向后上方移位。

(2)侧方挤压或内旋暴力损伤：受侧方挤压暴力时首先发生骨盆前环闭孔区的骨折，可局限在一侧耻骨单支或上下支，或双侧耻骨上、下支骨折，断裂、重叠。侧方暴力如进一步挤压，可造成髋臼处骨盆横断骨折或髋臼前壁和前柱同时骨折，或髋臼后壁和后柱同时骨折，或臼底破裂，股骨头中央性脱位。

(3)垂直剪切暴力：如高处跌下，重力落于骨盆的前下方传向后侧，造成垂直剪力损伤。骨盆后侧所有韧带完全撕裂，髂骨明显移位。

(4)复合暴力损伤：由前后、侧方及垂直暴力等联合导致骨盆多处损伤，易造成盆腔器官与血管的损伤。

2.根据骨盆损伤的程度分类

(1)骨盆弓无断裂的骨折：这类骨折不影响骨盆的完整性，病情较轻。如髂骨翼骨折，髂前上、下棘骨折，耻骨一支骨折，坐骨结节骨折，骶骨骨折，尾骨骨折或脱位。

(2)骨盆环单弓断裂的骨折：这类骨折影响到骨盆环，但未完全失去连接，基本保持环状结构的完整，如一侧耻骨上、下支骨折或坐骨上支或下支单独骨折，髂骨翼骨折，骶骨骨折，一侧骶髂关节脱位，一侧骶髂关节附近的髂骨骨折等。骨折仅表现为裂纹骨折，或有轻度移位，但较稳定，愈后良好。

(3)骨盆环双弓断裂的骨折：骨盆环的完整性遭到破坏。如耻骨联合分离合并一侧骶髂关节脱位或髂骨骨折；一侧耻骨上、下支骨折合并同侧骶髂关节脱位或髂骨骨折；骨盆环多处骨折。骨折共同特点是折断的骨块为骨盆环的一段，处于游离状态，移位较大而且不稳定。

【诊断要点】

1.外伤史

首先有明确的外伤史，了解受伤时间、受伤方式及作用部位等。

2.临床症状和体征

(1)全身情况:由于致伤暴力强大,可能同时有颅脑、胸部和腹部脏器损伤,骨盆骨折易造成大出血,临床诊断时应注意。

(2)骨折的症状和体征:骨盆局部疼痛肿胀、皮下瘀血和皮肤擦伤。按顺序触按髂骨、耻骨联合、耻骨、坐骨和骶尾部,寻找压痛点及骨擦音。

3.特殊检查

(1)骨盆分离挤压试验阳性,通过对骨盆环的分离和挤压,骨折处出现疼痛和骨擦音,提示骨盆骨折。

(2)"4"字试验:如阳性,提示骶髂关节损伤。

(3)直腿抬高试验:患者直腿抬高下肢时可牵扯骨折处,引发骨盆部疼痛,对诊断骨盆骨折有很高的灵敏度。

(4)脐与两侧髂前上棘的距离不等长:较短的一侧为骶髂关节错位上移。

4.X线检查

X线检查是诊断骨盆骨折的主要方法。大多数的骨盆骨折都能被X线平片发现,并可确定骨折部位、损伤程度和骨折的类型等。

(1)骨盆前后位X线片:为常规检查,可显示骨盆全貌。由于在仰卧位骨盆与身体纵轴成40°～60°矢状面倾斜,因此骨盆的正位(前后位)片对骨盆缘来讲实际上是斜位。

(2)出口位:伤员仰卧,X线球管从足侧指向耻骨联合,并与垂线成40°角斜摄X线片,显示髂骨翼、骶骨、髋臼骨折、骨盆上移及旋转移位。由于出口位是真正的骶骨正位,骶孔在此位置上为一个完整的圆形,对发现骶孔处骨折有很重要的意义。

(3)入口位:伤员仰卧,X线球管从头侧与骨盆成40°角摄X线斜片,能较好地显示骶骨、两侧髂骨的后部,耻骨联合、耻骨支的上缘部位,骶髂关节的上方和髋臼的顶弓。对于判断骨盆前后移位优于其他投照位置。无论是侧方挤压造成的髂骨翼内旋,还是前后挤压造成的髂骨翼外旋,都可在此位置上显示出来。

5.螺旋CT

三维重建对于判断骶髂关节损伤的部位、类型和程度,骶骨骨折及骨盆旋转畸形,髋臼骨折,有其独到优势。

6.骨盆骨折的并发症

(1)失血性休克:严重的骨盆骨折,出血量可在短时间内达到全身血量的40%～50%,而很快出现失血性休克,是伤者死亡的主要原因。主要表现为面色苍白，出冷汗，躁动不安或意识淡漠，肢体发凉，口渴，少尿或无尿，脉搏细数，血压下降等。

(2)泌尿系统损伤：主要为后尿道损伤和膀胱破裂，多由耻骨支或耻骨联合分离对其挤压、牵拉和穿刺引起。主要表现为有尿意但排不出尿，会阴或下腹部胀痛，尿潴留或尿外渗，尿道口流血或有血迹。试插导尿管受阻，肛门指诊发现前列腺向后上回缩，尿道逆行造影可明确诊断。

膀胱破裂多由移位明显的骨折端穿刺所致，也可在膀胱充盈时，下腹部突然遭受挤压，使膀胱顶部发生破裂。如同时发生腹膜破裂，则可有大量尿液流入腹腔，但早期可无腹膜刺激征，稍后才出现明显的腹膜刺激征，这种腹膜炎出现的“迟发”现象，可与腹腔其他脏器破裂早期即出现严重腹膜刺激征相鉴别。膀胱破裂时导尿管可以顺利插入，但无尿液或仅有少许血尿，注入生理盐水200～300mL后回抽，却不能抽出或抽出量明显少于注入量。膀胱造影可以确诊。

(3)直肠损伤：多由骶骨骨折端直接刺伤，或骨折移位撕裂所致。骨盆骨折后出现肛门出血、下腹疼痛及里急后重等症状，肛门指诊可见指套上有血迹并可触及骨折端。

(4)女性生殖道损伤：女性骨盆内器官拥挤而固定，当直接暴力作用于骨盆，骨盆被碾压而成粉碎或严重变形时，易发生子宫、阴道及周围脏器联合损伤。下腹部、会阴部疼痛，非月经期阴道流血，体检发现下腹部、会阴部的皮下瘀血、局部血肿，阴道指诊触痛明显、触及骨折端及阴道破裂伤口。B超检查可发现有子宫破裂、下腹部血肿等。

(5)神经损伤：多因骨折移位牵拉或骨折块压迫所致，可引起腰丛、骶丛、闭孔神经或股神经损伤。伤后可出现臀部或下肢麻木、感觉减退或消失、肌肉萎缩无力，也可引起阳痿，多为可逆性，一般经治疗后能逐渐恢复。

【治疗】

1.急救处理

骨盆骨折后大量失血导致的失血性休克，是其主要并发症和患者死亡的主要原因，故应把抢救创伤性出血休克放在第一位，需控制出血、迅速补足血容量。建立2～3个静脉通道，灌注平衡液，而后迅速补充新鲜血液，在有效抗休克的治疗下，血压不稳而且逐渐下降，血色素和红细胞继续降低，同时腹膜后血肿也逐渐增大，就应考虑手术探查，及时结扎髂内动、静脉止血，可挽救生命。

2.整复方法

(1)骨盆边缘骨折：髂前上下棘骨折，骨折块有移位者，应予以手法复位。患者仰卧，患侧膝下垫高，使髋膝关节呈半屈曲位，术者以捏挤按压手法将骨折块推回原位。坐骨结节骨折，患者侧卧位，使髋伸直膝屈曲位，术者以两手拇指按压迫使骨折块复位。复位后保持患肢伸髋；屈膝位休养，以松弛腘绳肌防止再移位。

尾骨骨折脱位复位时，患者侧卧屈髋屈膝位，术者右手戴手套，示指伸入肛门内，扣住向前移位的尾骨下端，同时拇指按扳骶骨下端，两指同时用力提按，将骨折远端向后推即可复位。复位后外贴伸筋膏，侧卧休养。

(2)骨盆环单弓断裂无移位骨折：骨盆环虽有骨折但无移位，骨盆环保持完整而稳定，如髂骨翼骨折，一侧耻骨上、下支，或坐骨上、下支单独骨折，骶骨裂纹骨折等。一般无须整复，卧床休息。

(3)骨盆环双弓断裂移位骨折：

①双侧耻骨上、下支与坐骨上、下支骨折：此骨折致骨盆环的前方中间段游离，由于腹肌的牵拉而往往向上向右移位。整复时患者仰卧屈髋，助手把住腋窝向上牵拉，术者双手扣住耻骨联合处，将骨折块向前下方扳提，触摸耻骨联合之两边骨折端平正时，已示复位。整复后，术者以两手对挤髂骨部，使骨折端嵌插稳定。一侧耻骨上下支与坐骨上下支骨折伴耻骨联合分离者，触摸耻骨联合处整齐无间隙，则表示复位。

②髂骨骨折合并耻骨联合分离：骨块连同伤侧下肢多向外上方移位，并有轻度外旋。患者仰卧，上方助手把住腋窝向上牵引，下方助手握患肢踝部向下牵引，同时逐渐内旋。术者立于患侧，一手扳住健侧髂骨翼部，一手向前下方推按骨折块，触摸耻骨联合平正无间隙，是以复位。

③耻骨或坐骨上、下支骨折伴同侧骶髂关节错位：伤侧骨块连同下肢常向上移位并有外旋，因骶髂关节错位而不稳定。整复时患者仰卧，上方助手把住腋窝向上牵拉，下方助手握伤肢踝部向下牵引并内旋，术者立于患侧向下推按髂骨翼，测量两侧髂嵴最高点在同一水平时，再以对挤手法，挤压两髂翼及两髋部，使骨折块互相嵌插，触摸骨折处无凹凸畸形，即已复位。耻骨联合分离并一侧骶髂关节错位复位手法亦基本相同。

3.牵引

对垂直方向移位明显的骨盆骨折，需行股骨髁上骨牵引，且需同时应用前方外固定架，可获得安全而充分的治疗。牵引重量为体重的 1/7～1/5，牵引时间必须维持 8～12 周，否则可因软组织或骨折端愈合不良而再移位或下地负重后再次移位。牵引重量不足和牵引时间过短是治疗中常易发生的错误。

4.固定方法

对于髂前上下棘骨折，复位后可采取屈髋屈膝位休息，同时在伤处垫一平垫，用多头带或绷带包扎固定。3～4 周去固定，即可下床活动。骶尾部骨折，一般不需固定，如仰卧位可用气圈保护。4～5 周即可愈合。

骨盆环单弓断裂无移位骨折，可用多头带及弹力绷带包扎固定，4 周解除固定。

骨盆环双弓断裂有移位骨折，必须给予有效的固定和牵引。对于双侧耻骨上下支和坐骨上下支、一侧耻骨上下支或坐骨上下支骨折伴耻骨联合分离者，复位后可用多头带包扎固定，或用骨盆兜带将骨盆兜住，吊于牵引床的纵杆上，4～6 周即可。对于髂骨骨折合并耻骨联合分离、耻骨上下支或坐骨上下支骨折伴同侧骶髂关节错位、耻骨联合分离并一侧骶髂关节错位者，复位后多不稳定，除用多头带固定外，患肢需用皮牵引或骨牵引，床尾抬高。如错位严重行骨牵引者，健侧需上一长石膏裤，以作反牵引。一般 6～8 周即可去牵引。

5.药物治疗

如因出血过多引起休克时，可内服独参汤加附子、炮姜。若局部肿胀、疼痛严重者，应活血化瘀，消肿止痛，可选用活血止痛汤。如伤后肠胃气滞，腹胀纳呆，呕吐，二便不通者，应活血顺气、通经止痛。可选用顺气活血汤或大成汤。如伤后小便不利，黄赤刺痛，口渴发热等，应滋阴清热解毒，通利小便，可选用导赤散合八正散。中期以续筋接骨为主，内服接骨丹。后期应补肝肾，舒筋活络为主，可选用生血补髓汤、舒筋活血汤，外用海桐皮汤。

6.练功活动

骨盆周围有坚强的筋肉，骨折整复后不易发生移位，且骨盆为松质骨，血运丰富，容易愈合。未损伤骨盆后部负重弓者，伤后第 1 周练习下肢肌肉收缩及踝关节伸屈活动，伤后第 2 周练习髋膝关节的屈伸活动，伤后第 3 周可扶拐下地站立活动。骨盆后弓损伤者，牵引期间应加强下肢肌肉舒缩和关节屈伸活动，解除固定后，即可下床开始扶拐站立与步行，进行各方面的功能锻炼。

第四章　骨病

第一节　骨关节病

一、退行性骨关节炎

退行性骨关节炎是中老年较常见的慢性进行性骨关节疾病，又称骨性关节炎、增生性关节炎、肥大性关节炎、老年性关节炎、退行性骨关节病等。它的主要病变是关节软骨的退行性变和继发性骨质增生。它可继发于创伤性关节炎、畸形性关节炎。

本病多在中年以后发生，好发于负重大、活动多的关节，如脊柱、膝、髋等处。

【病因病机】

1.肝肾亏损

《黄帝内经》有云"肾主骨""肝主筋"，"诸筋者，皆属于节，筋能约束骨节"。中老年以后，肝血及肾精渐亏，肝虚则血不养筋，筋不能维持骨节之张弛，关节失滑利，肾虚而髓减，致使筋骨均失所养，导致骨关节过早过快产生退行性变而发本病。目前认为，此类骨关节病，属于原发性骨关节病，它的发生往往与遗传和体质因素有明显关联。

2.慢性劳损

过度劳累，日积月累，筋骨受损，营卫失调，气血受阻，经脉凝滞，筋骨失养，致生本病。

骨性关节炎分原发性和继发性两种。原发性骨性关节炎为病因不明者，一般认为与增龄、外伤、内分泌、软骨代谢、免疫异常和遗传因素等多种危险因素有关；继发性骨性关节炎为继发于某种明确疾病，如创伤、感染、代谢病和内分泌病等。由于年龄增长、创伤、畸形等，使关节软骨磨损，软骨下骨显露，在关节缘形成厚的软骨圈，通过软骨内化骨，形成骨赘；关节囊产生纤维变性和增厚，限制关节的活动，关节周围的肌肉因疼痛而产生保护性痉挛，使关节活动进一步受到限制，增加了退行性变进程，关节发生纤维性强直。

【临床表现】

原发性骨性关节炎的发病年龄多在50岁以上，女性稍多于男性；受累关节常为多个关节，多见于颈椎、腰椎和髋、膝、踝、第1跖趾关节，以及肘、第1腕掌关节和远侧指间关节。

一般无明显全身症状，表现为关节疼痛，早期为间歇性钝痛，以后逐渐加重，可出现典型的"休息痛"与"晨僵"，即关节处于一定的位置过久，或在清晨起床时，感到关节疼痛与僵硬；稍活动后疼痛减轻；如活动过多，因关节摩擦又产生疼痛。

体检时可见患病关节肿胀，肌肉萎缩，关节主动或被动活动时可有软骨摩擦音，有不同程度的关节活动受限和其周围的肌肉痉挛。

后期患者常见关节畸形，如第1腕掌骨受累引起手方形外观，膝关节可发生膝内翻和外翻，跖趾囊突出，跖关节外展，足趾锤状或上翘等。关节固定、挛缩，姿势异常和身长缩短，乃至废用性肌萎缩也可见到。关节功能紊乱呈渐进性加重，活动范围明显减小甚至固定于某一姿势。

1.中医证候分型

(1)肝肾亏损：肾阳虚者，面色无华，精神疲倦，气短少力，腰膝酸软，手足不温，小便频多，舌淡苔薄，脉沉细而弱；肝肾阴虚者，心烦失眠，口燥咽干，面色泛红，五心烦热，耳鸣耳聋，小便短赤，舌红苔少，脉细弱而数。

(2)慢性劳损：早期可出现气血虚弱之证，精神萎靡，神情倦怠，面色苍白，少气懒言。后期可出现肝肾不足之证。

2.不同部位的骨性关节炎的临床特征

(1)膝关节：原发性骨性关节炎在膝关节最常见。主要症状为疼痛、关节交锁和运动受限；常可触到摩擦感，有关节积液时，浮髌试验可阳性。

(2)髋关节：继发性多见，常继发于髋臼发育不良、股骨头坏死、髋部炎症和骨折、脱位之后，多累及单侧关节。主要症状为疼痛、跛行和功能受限，疼痛常放射到膝关节内侧，患髋常有轻度屈曲内收畸形；X线片上在髋臼上缘，或在股骨头内常见较大的囊样透亮区，节间隙狭窄，半脱位。

(3)指间关节：多属原发性，常见于远侧指间关节，偶见于近侧指间关节；常见多个关节受累。患者多为45岁以上女性，常有家族遗传史。Heberden结节可能是受性别影响的常染色体单基因遗传表现，急性发展的结节局部红肿、压痛，触之较软且有波动感。受累关节常有轻度屈曲畸形。

(4)肘关节：继发性多见。常与慢性劳损有关，木工、矿工、体操运动员、杂技演员及关节内骨折、脱位患者发病率高。主要症状为疼痛和功能受限,常为双侧性。

(5)脊柱:好发于活动度较大、负重较多的颈椎下段和腰椎下段。严重者可伴有脊髓或神经根受压症状。X线检查可见椎体上下缘骨质增生,甚者可见骨桥;椎间隙及关节突间隙变窄,椎管狭小。

【诊断要点】

1.病史

原发性患者常无明显病史。

2.临床症状

多见于中老年人,起病缓慢。初起隐痛,逐渐加重,伴关节僵硬、活动不利。症状时轻时重,其加重与气候有关,逐年加重,反复缠绵难愈。

3.体征

关节轻度肿胀,周围压痛,活动时有摩擦音。严重者肌肉萎缩、关节畸形。

4.X线检查

关节边缘有骨赘形成,关节间隙变窄,软骨下骨有硬化和囊腔形成。到晚期关节面凹凸不平,骨端变形,边缘有骨质增生,关节内可有游离体。脊椎发生骨性关节炎时,椎间隙变窄,椎体边缘变尖,可见唇形骨质增生。

【鉴别诊断】

1.骨关节结核

早期出现低热、盗汗等阴虚内热症状,患部可见脓肿,X线可显示骨关节破坏。

2.风湿性关节炎

典型表现为游走性的多关节炎,常呈对称性,关节局部可出现红肿热痛,但不化脓,炎症消退,关节功能恢复,不遗留关节强直畸形,皮肤可有环形红斑和皮下结节。

3.类风湿关节炎

常为多关节发病,而且累及手足小关节,逐渐出现关节僵硬、肿胀、畸形,血清类风湿因子阳性。

【治疗】

治疗目标:①解除疼痛症状;②维持或改善关节功能;③保护关节结构。

1.中医治疗

(1)内治法:

①肝肾亏损:治宜滋补肝肾,方用左归丸。

②慢性劳损:早期气血虚弱,治以补气补血,方选八珍汤、十全大补汤;晚期出

现肝肾不足者，可用左归丸以滋补肝肾；若肾阳虚者，方用肾气丸以温补肾阳；若肾阴虚者，方用六味地黄丸以滋补肾阴。

(2)外治法：

①中药熏洗：可用海桐皮汤或五加皮汤局部热敷、熏洗。

②针灸治疗：能缓解疼痛，改善症状。

③理筋手法：根据病情，可选用点穴、弹筋、拨筋、展筋手法。

④物理疗法：理疗可促进炎症吸收、消除肿胀，有镇痛、缓解症状的作用。通常可选用直流电醋离子导入或20%乌头离子导入法、超短波电疗法、超声波疗法或磁疗、激光等。

2.西医治疗

(1)非药物治疗：主要包括患者教育、辅助器械、物理疗法、体育锻炼、增加耐力锻炼、减肥等。

(2)药物治疗：镇痛剂、非甾体抗炎药物和激素属于快作用缓解症状药物；硫酸软骨素、透明质酸钠等属于慢作用缓解症状药物；某些软骨保护剂，如维骨力等，被认为可对因治疗，缓解软骨的退变。选用药物治疗骨性关节炎强调用药个体化，应根据病情、部位、患者的反应进行选择。

(3)其他疗法：包括膝关节腔穿刺生理盐水冲洗、关节镜下清理术、透明质酸钠关节内注射等。

3.手术治疗

骨性关节炎后期需行手术治疗才能缓解疼痛和恢复关节功能。适应于：①严重关节疼痛经各种治疗无效者；②严重关节功能障碍影响日常生活者。可根据病情、职业、年龄等手术指征的不同，选择截骨术、关节成形术、人工关节置换术等。

【预防与调护】

大部分骨性关节炎患者通过保守治疗，可以取得较好的疗效。在日常生活中，要注意防止过度劳累，避免超强度劳动和运动造成损伤。适当体育锻炼，增强体能，改善关节的稳定性。对患病的关节应妥善保护，防止再度损伤，严重时应注意休息，或遵医嘱，用石膏固定，以防止畸形。

二、类风湿关节炎

类风湿关节炎是一种以关节滑膜为主要靶组织的慢性全身性自身免疫性疾病，初期主要表现为关节滑膜炎，后累及关节软骨及软骨下骨，其次为浆膜、心、肺、眼等结缔组织广泛性炎症。其特点是反复发作的对称性多发性小关节炎，以手、腕、足等关节最常受累。早期呈现红、肿、热、痛和功能障碍，晚期关节可出现不同程度的强硬和畸形，并有骨和骨骼肌萎缩，是一种致残率较高的疾病。

本病属于中医“痹证”范畴，亦称“历节风”“顽痹”“骨痹”等。《素问・痹论》云：“风寒湿三气杂至，合而为痹。”该病起病隐袭，发病年龄多在25～55岁，女性发病率比男性高2～3倍。

【病因病机】

中医学认为本病多由于人体气血亏虚，腠理疏松，致使风寒湿邪乘虚而入，壅塞经络，凝而为痹。

1.风寒湿痹

素体阳气偏虚，卫阳不固，风寒湿邪入侵，阻滞经络，结聚于关节，多形成风寒湿痹。

2.风湿热痹

素体阴血不足，内有郁热，与外邪相搏结，耗损肝肾之阴，使筋骨失去濡养；或风寒湿邪郁久化热，熏蒸津液；或饮酒积聚为痰浊、痰火而壅滞于经络关节，形成风湿热痹。

3.瘀血痹

痹久则血停为瘀，湿聚为痰，痰瘀互结，深入筋骨，形成瘀血痹。

4.正虚

痹病久之，则内舍于肝肾，致肾虚，肝血不足，筋骨失养，加之邪久不去，痹阻经络，流注关节，气血不行，关节闭涩，故渐见筋挛骨松，关节变形，不得屈伸等。

本病属本虚而标实，本虚为气血、阴阳、脏腑亏损失调，标实为外邪、瘀血、痰浊痹阻。病机特点为经络痹阻、气血运行不畅，病变在关节、筋骨、肌肉。初期以邪实为主，后期多属正虚邪恋或虚实夹杂。

现代医学认为除感染和自身免疫学说外，本病还受内分泌、遗传和气候等因素的影响。本病属结缔组织疾病的一种，以关节病变为主，除关节外还可累及皮肤、心、肺、眼、脾、淋巴结等脏器。

关节病变一般均由滑膜炎开始。急性期滑膜表现为渗出性和浸润性，滑膜下层有小血管扩张和内皮细胞肿胀等。慢性期滑膜变得肥厚，形成许多绒毛样突起，突向关节腔内或侵入到软骨和软骨下的骨质，是造成关节破坏、畸形、功能障碍的病理基础。病变软骨面常被血管翳覆盖，软骨变薄变黄，血管翳机化后关节先形成纤维性粘连，进一步加重为骨性强直。

【临床表现】

患者起病隐匿，发病缓慢而渐进，病变发作与缓解交替出现，病程可长达数年至数十年。先有疲乏无力、食欲减退、肌肉酸痛、手足麻木、低热等先驱症状；随后出现关节疼痛、发僵、肿胀，局部温度升高和周围肌肉萎缩。同时伴有不规则发热，体重减轻，脉搏增快，贫血，皮下类风湿结节等全身症状。

1.关节表现

(1)晨僵：患者晨起或经过一段时间停止活动后，受累关节出现僵硬，活动受限，晨僵持续时间和关节炎症的程度呈正比，常被作为观察本病活动的指标之一。

(2)关节疼痛与压痛：关节痛常常是最早出现的症状。手足小关节，尤其是近侧指间关节、掌指及跖趾关节疼痛；其次为腕、肘、膝、踝、髋关节等依次受累，呈多发性、游走性、对称性发作；疼痛的关节多伴有压痛，受累关节的皮肤会出现褐色色素沉着。

(3)关节肿胀、畸形：肿胀多因关节腔内积液或关节周围软组织炎症引起。晚期可见畸形，进一步加重为骨性强直。又因关节周围肌腱、韧带受损使关节不能保持在正常位置，从而出现指间关节梭形肿胀，腕关节尺偏畸形，手指的鹅颈畸形与扣眼畸形，握力减弱；足部呈外翻畸形，行走速度减慢等。

2.关节外表现

(1)类风湿结节：是本病特殊的皮肤表现。多位于关节隆突部及受压部位的皮下，其大小不一，无痛，对称性分布于尺骨鹰嘴突处、腕及指部伸侧等处。

(2)类风湿血管炎：可观察到指甲下或指端出现小血管炎，在眼造成巩膜炎，严重者因巩膜软化而影响视力。

(3)其他方面：部分患者出现肺间质病变、肺内结节样改变、胸膜炎或心包炎等。

【诊断要点】

1.病史

起病大多隐匿，发病缓慢而渐进，病变发作与缓解交替出现。

2.临床症状

关节疼痛，晨僵，乏力不适。

3.体征

对称性关节肿胀，尤以近端指间关节、掌指关节及掌腕关节多见，压痛，关节畸形，皮下结节。

4.辅助检查

血液检查可见血红蛋白减少，淋巴细胞计数增加；活动期红细胞沉降率增加，C-反应蛋白增高；类风湿因子试验阳性占70%～80%；关节液混浊，黏稠度降低，黏蛋白久病者可正常，凝固力差，滑液糖含量降低。

X线检查早期可见周围软组织肿胀阴影，骨质疏松，骨皮质密度减低，正常骨小梁排列消失。以后关节软骨下有囊腔形成，附近骨组织呈磨砂玻璃样改变，关节间隙狭窄。晚期关节严重破坏，骨质吸收，关节间隙消失，呈纤维性或骨性强直，或因病理性脱位而出现各种畸形。

5.诊断标准

美国风湿病学会(ACR)1987年推荐的分类标准，如具备下述7项指标中的4项者，可诊断为类风湿关节炎：①晨僵至少1h(≥6周)；②3个或3个以上关节肿(≥6周)；③腕、掌指、近节指间关节肿(≥6周)；④对称性关节肿(≥6周)；⑤皮下结节；⑥手X线表现改变(至少有骨质疏松和关节间隙狭窄)；⑦类风湿因子阳性(所用方法正常人群不超过5%阳性)。

【鉴别诊断】

1.风湿性关节炎

是风湿病的一个症状，临床表现以关节炎和心肌炎为主。关节炎的典型表现是游走性关节痛，对称性地发作于膝、踝、肩、腕、肘、髋等大关节，局部红、肿、热、痛。急性期消退后，关节功能完全恢复，不遗留关节强直或其他畸形，常有反复发作的特点；慢性期可见到各种风湿性心瓣膜病的改变。

2.痛风性关节炎

病变以血尿酸含量增高为特点，多发于男性，与饮食有关，好发于跖趾关节。病变发作时剧烈疼痛，难以忍受，缓解后如常人，活动自如。X线检查为穿凿性骨缺损。

3.关节结核

一般为单发病变，局部可有轻微疼痛和压痛，肌肉痉挛，关节僵硬感和畸形；随后出现功能障碍，各方向活动均受限。局部皮肤没有红、热等急性炎症表现，形成寒性脓肿，寒性脓肿破溃后形成窦道，经久不愈。全身可见低热、乏困无力、盗汗、消瘦、贫血等。

【治疗】

治疗目的是解除关节疼痛，防止关节破坏，保留和改善关节功能。

1.一般治疗

给予富含蛋白及维生素的食物；贫血和骨质疏松者可补充铁剂、钙剂和维生素:鼓励患者多晒太阳,改善潮湿、阴冷的工作环境。急性期卧床休息,避免过劳;慢性期可适当活动,结合功能锻炼、理疗、适当疗养,最大限度地保护关节功能,防止非功能位强直。

2.药物治疗

(1)中医治疗:

①风寒湿痹:治宜祛风通络、散寒除湿,方选通痹汤加减。

②风湿热痹:治宜清热解毒、疏风除湿,方选清痹汤加减。

③瘀血痹:治宜活血化瘀、行气通络,方选化瘀通痹汤加减。

④虚证:肝肾虚者,治宜补肝肾、强筋骨、通经络,方选独活寄生汤加减;气血虚者,治宜补益气血、通络祛邪,方选黄芪桂枝五物汤加减。

(2)外用药:可采用麝香虎骨膏、伤湿止痛膏敷贴,或狗皮膏等膏药烊化后温贴。此外,可应用骨科腾洗药、风伤洗剂等熏洗。

(3)中药提取制剂:中药雷公藤制剂,应用较多的是雷公藤多苷片和雷公藤醋酸乙酯提取物,药理观察证明有肯定的抗炎及免疫抑制等作用;正清风痛宁,系由传统抗风湿中药青风藤提取有效成分盐酸青藤碱研制而成,药理证实有镇痛、抗炎及免疫抑制作用。

(4)西医治疗:提倡早期、联合用药。

①一线药物:主要指非甾体抗炎药,用于初发或轻症病例,可以达到消炎止痛的效果,包括水杨酸制剂、灭酸类、吲哚醋酸衍生物和昔康类等药物,如水杨酸钠、吲哚美辛和塞来昔布等。

②二线药物:一线药物未能控制病情者,可应用二线药物。如柳氮磺吡啶(SSZ);金制剂:硫代苹果酸金钠、硫代葡萄糖金钠、硫代硫酸金钠;抗疟药:氯奎、羟氯奎、D-青霉胺。

③三线药物:免疫抑制剂,如甲氨蝶呤(MTX)和硫唑嘌呤等;肾上腺皮质激素和促肾上腺皮质激素,如泼尼松、地塞米松、ACTH 等。这类药物的消炎止痛作用非常突出,但停药后症状迅速复发又加剧,故不列为常规用药。

(5)中西医结合治疗:中西医具有各自的特点,两者联合用药治疗可以收到较好的效果。而且中西医结合疗法在缩短疗程、减少药物不良反应、巩固疗效、降低复发率、提高生活质量等方面均比单纯西医疗法优越。

3.手术治疗

通过手术改善功能,矫正畸形。常用的有滑膜切除术、关节清理术、关节成形术、关节融合术和关节置换术等。

【预后与调护】

本病病程多变，一些患者自然缓解，多数患者病情波动，活动期与静止期反复交替，迁延多年。少数患者持续向严重方向发展，最终导致严重残疾。通过改善居住环境，加强防寒保暖，发挥患者的主观能动性，配合合理的营养保健、适当的休息与功能锻炼、加强心理护理，有助于缓解症状和控制疾病的发展。

三、痛风性关节炎

痛风性关节炎是以嘌呤代谢紊乱、血尿酸增高、关节急性剧痛和红肿反复发作、痛风石形成为主要特征的一种病症，多见于40岁以上男性。中医学对于“痛风”病因病理的阐述、临床症状的描述，包括了现代医学所说的痛风性关节炎，认为本病系因湿浊瘀阻，留滞关节经络，气血不畅所致。

【病因病机】

1.湿浊瘀阻

湿热诸邪，乘虚内窜，阻闭经络，凝聚关节；外伤恶血留内不去，蕴久化热，瘀热流注关节；或形体肥胖，嗜食肥甘，气化失调，痰浊内生，阻滞经脉肢节而发病。

2.脏气虚衰

人至中年，诸脏渐衰，尤其是脾气虚弱，肾精亏耗。脾虚运化失常，升清降浊无权；肾亏气化乏力，分别清浊失司，清浊代谢失调而发病。

现代医学认为，痛风系因嘌呤代谢紊乱，引起尿酸盐沉积在组织内所引发的病变，可分为原发性和继发性两类：原发者与家族遗传有关，有阳性家族史者占所有病例的50％～80％；继发者可由肾脏功能障碍，多种疾病导致尿酸生成增多而排出受阻引起。

痛风的病理变化大体有两种：一为关节组织及关节外组织的尿酸盐沉淀；一为尿酸盐所引起的组织反应变化。尿酸盐沉淀于关节软骨和骨质内，可使软骨和骨质被吸收，刺激关节滑膜而发生急性炎症，使滑膜、关节囊充血肿胀；随着时愈时发的病程进展，滑膜可因慢性炎症而发生肥厚和肉芽化，骨质和软骨面进一步被破坏，被累关节逐渐形成类似增生性炎症的病理变化，使关节功能进一步受累。

【临床表现】

本病发病急骤，其中60％～70％始发于踇趾的跖趾关节，其次为踝、手指、腕关节，其他关节、肌腱、腱鞘和滑囊亦可受累，约有1/3的患者可见肾脏损害的表现。

原发性痛风在临床上可分为以下 4 期：

1.无症状期

此期可历时很长，患者除血尿酸增高外无其他症状，据估计这些患者中只有 1/3 的人以后会出现关节症状。

2.急性关节炎期

常在夜间突然发作，受累关节剧痛。首次发作一般只累及一个关节，最常被累及的是踇趾的跖趾关节，其次为足背、足跟、踝、膝等关节。受累关节在数小时之内明显肿胀，局部皮温升高，肤色黯红，压痛明显。在发作期内患者体温常增高，并可出现头痛、心悸、疲乏、厌食等全身反应。引起发作的诱因常为酗酒、暴饮暴食、着凉、过劳、精神紧张、手术刺激等。

3.间歇期

可为数月或数年，在此期间多无明显症状，以后发作次数逐渐增加，间歇期逐渐缩短，受累关节数目增多，最后发展为慢性关节炎期。

4.慢性关节炎期

约半数患者从急性转为慢性，多数受累关节僵硬、畸形，关节炎发作已不明显。部分患者在耳郭、尺骨鹰嘴和受累关节附近出现痛风石，局部皮肤破溃后可见白色牙膏样物质。约 1/3 的患者可发生肾脏合并症。

【诊断要点】

1.病史

常见于中年男性，可有家族史，也可有劳累、暴食、吃高嘌呤食物、饮酒、受凉等诱因。

2.临床症状体征

足踇趾等处疼痛反复发作，昼轻夜重；关节、耳郭可有皮下痛风石结节。

3.实验室检查

血尿酸增高，超过 416μmol/L 对本病诊断有意义；急性发作期，白细胞计数可增高，红细胞沉降率增快；关节液、痛风结节镜检有针状结晶，尿酸盐试验阳性具有确诊意义。

4.X 线检查

早期多无异常。关节被尿酸盐破坏后，可见关节附近软组织肿胀影；关节边缘稍致密，附近骨质有边缘清晰的穿凿状破坏缺损区，缺损区附近骨质结构正常。晚期关节间隙狭窄，关节面不规则，关节边缘有骨赘形成等退行性关节炎样改变。有时可见钙化的痛风石钙化影。

【鉴别诊断】

1.蹞囊炎

亦有第1跖骨头红肿热痛，但位置靠内侧，多为中老年女性，常有踇外翻和第2、第3跖骨头胼胝体。X线摄片无穿凿样改变，血尿酸正常。

2.骨关节炎

多见于老年人，无红肿发热，X线片常有增生性改变，血尿酸正常。

3.类风湿关节炎

病变关节常为对称性，发作与缓解交替出现。病变活动期类风湿因子阳性，X线片有骨质破坏，同时出现明显的骨质疏松征象。

【治疗】

痛风的治疗以内治为主，中药治疗不良反应小，宜分清标本缓急，分型论治。

1.一般处理

无症状期和间歇期，应节制饮食，禁食富含嘌呤和核酸的食物，如肝、肾、脑、鱼子、蟹黄、豆类等，避免酗酒、精神刺激、着凉或过劳等；对血尿酸偏高者可适当给予排尿酸药物，并多饮水，多食碱性物。急性发作期应卧床休息，局部冷敷，并大量饮水。

2.中医治疗

(1)湿热蕴结：宜清热利湿、祛风通络，用宣痹汤去栀子、半夏，加萆薢、白花蛇舌草和牛膝、地龙等。

(2)瘀热阻滞：宜活血化瘀、祛热通痹，用化瘀通痹汤加萆薢、败酱草、薏苡仁、生地、黄柏、牛膝等。

(3)痰浊阻滞：宜祛痰通络、化痰泄浊，用桃红饮加穿山甲、地龙、白芥子、胆南星、全蝎、乌梢蛇等。

(4)肝肾阴虚：宜滋补肝肾、通经活络，用补肾壮阳汤、虎潜丸或独活寄生汤加减。

此外，尚可选用如意金黄散、四黄散、金黄散、双柏膏等外敷，或用舒筋活络、止痛消炎药水外擦。

3.西药治疗

西药治疗可有效地控制高尿酸血症，预防和中止痛风急性发作。即使在慢性阶段，也可应用排尿酸药物和抑制尿酸合成药物使痛风石缩小或消失，还可预防肾脏损害。急性发作期首选秋水仙碱，也可选用非甾体抗炎药如吲哚美辛、双氯芬酸、西乐葆等药物以控制痛风急性发作；间歇期可间断服用秋水仙碱，血尿酸较高者可给排尿酸药(如丙磺舒等)和抑制尿酸合成药(如别嘌醇等)。

4.手术治疗

局部痛风石巨大,影响关节功能或破溃经久不愈,可手术摘除;若关节面已有严重破坏,可行关节融合术。但手术必须在间歇期内进行。

【预后与调护】

痛风患者的预后并无一定规律。多数患者并不因痛风而缩短寿命,而少数患者则因合并症而早夭。一般地说,年龄较轻的患者预后欠佳。做好宣教,指导患者控制饮食,禁食富含嘌呤醇和核酸的食物,忌饮酒和咖啡。

四、强直性脊柱炎

强直性脊柱炎(AS)是慢性多发性关节炎的一种类型,是以脊柱为主要病变部位的慢性炎症性疾病,累及骶髂关节,引起脊柱强直和纤维化,造成不同程度眼、肺、肌肉、骨骼病变,属自身免疫性疾病。本病属结缔组织血清阴性疾病,而不再是类风湿关节炎的一种类型。其特征是从骶髂关节开始,逐步上行性蔓延至脊柱关节,造成骨性强直。病变以躯干关节为主,也可波及髋关节,但很少波及四肢的小关节。多发于15～30岁,以青年男性占多数,男与女发病之比约为10∶1,其中以6～25岁为发病高峰。

本病属中医学“骨痹”“肾痹”“腰痹”“竹节风”“龟背风”等范畴。李中梓《医宗必读·痹证》描述本病后期出现“在骨则重不能举,尻以代踵,脊以代头”的严重功能障碍与畸形,形象地描述了强直性脊柱炎晚期脊柱强直畸形的状态。

【病因病机】

(1)中医学认为本病多以禀赋不足,肾、督阳虚,以及肝肾阴精不足为内因;风寒湿三气杂至为外因。外因感受寒湿或湿热之邪为主,或外伤后瘀血内阻督脉,加之素体虚弱,内外合邪,阳气不化,寒邪内蕴,着于筋骨,影响筋骨的营养淖泽,闭阻经络,气血不畅,发为本病。

①素体虚弱:肝肾不足,邪恋经脉,痰瘀形成。经脉闭阻,气血不行,督脉虚弱,而致脊椎骨变松、变形,不能直立、弯腰、垂项、突背,身体羸瘦。

②外邪侵袭:肝肾亏虚导致营卫气血涩滞不行,则筋骨无以充养,风寒湿邪乘虚而入乃发病。

(2)现代医学对该病病因及病理尚未明了,可能与感染、内分泌失调、代谢障碍及自身免疫等因素有关。有家族遗传倾向。典型病理改变是关节周围软组织钙化和骨化。病程可在任何阶段自行停止进展,但在某些因素的影响下,又可继续发展。

【临床表现】

本病以隐匿发病者居多，约占80%，亦有少数患者急性发作。全身症状较轻，少数重症者可有低热、疲劳、厌食、贫血等。约20%的患者有复发性虹膜炎，引起复发性眼痛及视力减退。初发症状常为下腰、臀、髋部疼痛及活动不便，阴天或劳累后加重，休息或遇热减轻。其疼痛常因腰部扭转、碰撞、咳嗽、喷嚏而加重。一般持续数日即缓解。随着病变的进展，疼痛和腰僵均变为持续性，疼痛的性质亦变为深部钝痛、刺痛、酸痛或兼有疲劳感，甚至可使患者凌晨从睡梦中疼醒。数年之后，疼痛和脊柱活动受限逐渐上行性扩展到胸及颈椎。

常见的体征：

1.脊柱僵硬及姿势改变

早期即可见到平腰（腰椎前凸减少或消失）及腰椎后伸受限，晚期可见到腰前凸反向变为后凸，脊柱各方面活动均受到限制。脊柱侧弯时可见到弓弦征，即侧弯活动时，凹侧椎旁肌肉如弓弦般紧张。脊柱发展成纤维性或骨性强直时，脊柱活动就完全丧失，脊背呈板状固定。严重者呈驼背畸形，甚至迫使有的患者站立时只能脸向地面，只可向下看，甚至需由家属牵手引路才敢前行。

2.胸廓呼吸运动减少

一般认为胸部的周径扩张度少于3cm者为阳性，表示其扩张受限。严重时，甚至可消失。

3.骶髂关节检查法

挤压或旋转骶髂关节而引起的疼痛是骶髂关节炎的可靠体征。一般可用以下4种方法：①骨盆分离试验；②骨盆挤压试验；③骨盆下压试验；④床边试验。

4.周围受累关节的体征

早期可见受累关节肿胀、积液，局部皮肤发热，颇似类风湿关节炎的体征。晚期可见各种畸形，髋关节常出现屈曲挛缩、内收、外展和旋转畸形；膝关节可见屈曲挛缩畸形；髋膝综合征及站立时的“Z”形姿势。

5.肌腱附着点病变体征

肌腱附着点位置浅表，早期即可见跟腱附着处红、肿、热、压痛，走路跛行，如合并跟腱前后滑囊炎，则肿胀更显著。晚期，因骨质增生可看到或触知局部骨性粗大畸形。

【诊断要点】

1.病史

隐匿发病，多发于15～30岁，以青年男性占多数，男与女发病之比约为10∶1。

2.症状及体征

病变在骶髂关节和下腰椎时，患者感腰骶部痛、发僵或有坐骨神经痛和髋痛。病变发展至胸椎和肋椎关节时，可出现背痛或伴有束带样胸痛。颈椎受累后，颈部疼痛及活动受限。最后整个脊柱发生强直，有的合并严重屈曲畸形，颏部抵于胸骨，影响张口。胸腹腔容量缩小，心肺功能和消化功能明显障碍。站立和行走时，眼不能平视，仅能看到自己足前小块地面。发病缓慢，发作与缓解交替进行，病程可达数年或数十年。活动期以疼痛和发僵为主，并伴有食欲减退、乏力、低热、消瘦、贫血等全身症状。病变部完全强直后，疼痛消失，后遗严重畸形。

3.辅助检查

(1)患者多有贫血，早期和活动期红细胞沉降率增快，抗“O”滴度不高，类风湿因子阴性。淋巴细胞组织相容抗原(HLA-B27 或 W27)明显增高。

(2)X 线检查双侧骶髂关节变化最早，是诊断本病的主要依据，尤其是在早期诊断。早期 X 线片显示骶髂关节边缘模糊，并稍见致密，关节间隙加宽；中期关节间隙狭窄，关节边缘骨质增生与病蚀交错，呈锯齿状；晚期关节间隙消失。脊柱 X 线片早期见骨质疏松，中晚期出现方椎，小关节融合，关节囊及韧带钙化，骨化，脊椎间骨桥形成“竹节”样变，出现驼背畸形。

4.诊断标准

(1)罗马标准(1963 年)

①腰痛和腰僵 3 个月以上，休息也不缓解。

②胸部疼痛和僵硬感。

③腰椎活动受限。

④胸廓扩张活动受限。

⑤虹膜炎的历史、现象或后遗症。

双侧骶髂关节炎加上以上临床标准之一，即可认为强直性脊柱炎存在。

(2)纽约标准(1968 年)

①各方面的腰椎活动受限(前屈、后伸、侧屈)。

②胸腰段或腰椎过去痛过，现在仍痛。

③在第 4 肋间测量，胸廓扩张活动度等于或小于 2.5cm。

肯定型脊柱炎成立，如果①0～4 度双侧骶髂关节炎，加上至少 1 条临床指标。②3～4 度单侧或 2 度双侧骶髂关节炎加上第 1 或第 2、第 3 个临床指标。可能性脊柱炎成立，如果仅有 3～4 度双侧骶髂关节炎而无临床指标。

以上两个诊断标准强调了腰痛、腰椎活动受限、胸痛、胸廓活动受限和骶髂关节炎在诊断方面的重要性。

【鉴别诊断】

1.脊柱结核

病变局限于一个或相邻椎体，以骨质破坏为主，缺乏骨质增生，并有椎旁、腰大肌、髂窝等处寒性脓肿，最终无广泛强直。

2.骶髂关节结核

一般为单侧发病，有明显骨质破坏，缺乏骨质增生和硬化。

3.脊柱退行性变

多发生在40岁以上，骶髂关节无改变，椎间隙变窄，椎体边缘骨赘形成。

4.类风湿关节炎

发生在脊柱和骶髂关节的病变可以通过HLA-B27和类风湿因子鉴别。

【治疗】

目前尚无根治方法，但及时积极适当的治疗，加上患者的主动配合，能达到减轻疼痛、预防畸形、减少病残和改进功能的目的。

1.一般治疗

食用富含蛋白质及维生素的饮食；骨质疏松者加服钙剂和鱼肝油；适当休息，避免受寒、受潮，避免长期从事弯腰的工作，保持良好的生理姿势，宜卧硬板床，低枕或不用枕睡眠，尽量采用俯卧睡姿。

2.中医治疗

(1)内治法：中药治疗本病以祛风、散寒、活血、通络、补肾、健骨为主，有一定疗效。常用药为羌活、独活、防风、赤芍、牛膝、狗脊、当归、桑枝、苍术、茯苓等。发热者加知母、黄柏、石膏；痛重者加威灵仙、乳香、没药；风胜者加秦艽、防风、川芎；寒胜者加附子、肉桂、干姜；湿胜者加防己、泽泻、薏苡仁；骨质疏松者加穿山甲、龟甲、川牛膝。草药雷公藤对该病的消肿和功能改进作用也比较好。

(2)外治法：中药外用及超短波、脉冲磁疗、中频脉冲等均对缓解关节及软组织疼痛有一定效果，可作为辅助疗法运用。

3.西药治疗

治疗类风湿关节炎的一线药物都可用来治疗本病。阿司匹林尤其适用于轻症患者；保泰松对本病特别有效，解除症状最明显，若胃肠刺激不能忍受，可改用肠溶保泰松或羟基保太松，300mg/d，即可控制症状。金制剂和抗疟药物对本病无明显效果。激素类药物起效快，但作用不持久，且长期应用不良反应较大，不宜长期应用。

4.放射疗法

深部X线照射可减轻疼痛,缓解肌肉痉挛。一般按照腰、胸、颈椎及一侧骶髂关节各200拉德的放射剂量治疗。目前只选择用于各种常规疗法无效的病例。

固定牵引疗法间断使用各种支架,对预防和矫正各种畸形有一定意义。当关节畸形发生时,给予适当牵引,对防治脊柱及关节畸形都有一定效果。经过充分的保守治疗无效的患者,可配合手术治疗,以挽救和改善关节功能。早期可采用滑膜切除术,中期可行关节清理术,晚期根据具体情况可行关节松解术、融合术、成形术或截骨术等。严重驼背而影响平视者,可在腰椎做脊椎截骨术;髋关节同时受累,应在病情稳定后,做髋关节成形术或髋关节切除、截骨术,年龄较大者做全髋关节置换术。

五、骶髂关节致密性骨炎

骶髂关节致密性骨炎是一种以骨质硬化为特点的非特异性炎症,有高度致密的骨硬化现象,尤其以髂骨下2/3更为明显,但关节间隙则无改变。患有复发性下腰痛,有时可向下放射至两侧臀部和大腿,但不是根性疼痛,下腰活动时可加重症状。症状可于半年至数年后自行消失或缓解。常见于20～40岁中青年女性。

【病因病机】

(1)本病属中医学"骨痹""肾痹""腰痹"范畴,中医认为人体若素质虚弱或积累性劳损,以及闪挫外跌,均能损伤经脉之血,气滞血瘀,络脉阻塞不通。《素问·脉要精微论》云:"腰者,肾之府,转摇不能,肾将惫矣。"《医宗必读》认为腰痛的病因"有寒有湿、有风热、有挫闪、有瘀血、有气滞、有积痰,皆标也,肾虚其本也"。

(2)现代医学对于骶髂关节致密性骨炎的病因病理,目前虽然尚未完全明了,可能与长期机械性劳损、妊娠、分娩、内分泌影响、慢性盆腔炎、泌尿系统感染、局部外伤诸因素影响骨骼血液供应,在局部缺血的情况下,产生髂骨的骨质致密有关。

【临床表现】

本病多发于20～40岁的中青年女性。职业以站立体力劳动者为多,多发生于单侧,少数为双侧性。下腰部呈慢性持续性疼痛,并可向臀部、股后部放散,但无明显根痛症状。常于劳累和外伤后腰痛加剧,女性患者亦常可因月经周期的影响而腰部疼痛加重。也有个别患者可毫无自觉症状,只是由于其他原因在X线检查中偶尔被发现。临床体检时,腰部运动基本正常,在骶髂关节附近或病变部位有局限性压痛点,局部肌肉张力增高,直腿抬高试验、"4"字试验等均基本正常。

【诊断要点】

1.病史

多有妊娠、外伤及盆腔感染史。

2.症状

骶髂部疼痛，80%为一侧性，尤以步行、站立及负重为剧，但多可忍受。

3.体征

(1)骶髂关节部叩痛及压痛。

(2)骨盆分离挤压试验、"4"字试验及盖氏试验等均为阳性。

4.X线平片

早期无变化，后期骶髂关节正位片见关节间隙整齐清晰，靠近骶髂关节面中下2/3的髂骨侧骨质异常致密，呈均匀一致的骨质致密带，骨小梁纹理完全消失，边缘清晰但无骨质破坏，不侵犯骶骨侧。这种病变多为对称性，也可发生于单侧。局部可呈三角形、新月形或梨形。硬化区可宽达3cm。

【鉴别诊断】

1.结核性骶髂关节炎

多为单侧发病，因行走、上楼、久坐、平卧翻身等动作而疼痛加剧；有潮热、盗汗、易疲劳等全身症状。X线检查可见关节间隙模糊，骨质破坏，伴有大小不等的钙化物等。

2.强直性脊椎炎

下腰痛有僵硬感。X线显示骶髂关节模糊，关节面不整齐呈锯齿状，晚期骨小梁穿过关节间隙，形成骨性强直。

3.转移性肿瘤

有其他器官肿瘤的病史，有明显夜痛，病程长者，可出现恶病质。X线检查，局部有不规则、边界不清楚的结节样或片状致密影。

【治疗】

本病以非手术疗法为主。

1.一般治疗

卧硬板床休息，休息中允许调节感受舒适的最佳位置，以达到休息的最佳效益，必要时可采取屈髋屈膝的保护性体位。卧床休息应维持2～4周。离床时应带腰围予以保护(对局部起到限制活动和支持固定作用)，逐渐增加活动量。

2.药物治疗

(1)中药：

①内治法：以活血化瘀、健腰镇痛为治疗原则。可选用草乌、南星、延胡索、虎

杖、鸡血藤、桂枝、防风、牛膝、三七、赤芍、川芎等祛风活血、通络止痛。亦可选用舒筋活血中成药，如活络丸、七厘散、三七丸等。

②外治法：

a.中药外敷：保护性体位下，于疼痛部位加用热敷或中药湿热敷，有一定镇痛效果。亦可局部运用中药膏药及伤湿止痛膏、追风膏等。

b.理疗：以透热活血镇痛为主，可采用红外线、蜡疗、超短波等。

c.针灸推拿：依照疼痛的性质及患者体质强弱选用相应的穴位及手法，可达到通络止痛之功效。

(2)西药：

①非甾体抗炎药物：可快速缓解症状，如布洛芬、青霉胺、双氯芬酸、阿司匹林、吲哚美辛等。

②镇静剂、肌肉松弛剂：如地西泮、氯美扎酮、肌安松等。

3.封闭疗法

封闭疗法在最短时间内，将最需要的治疗药物送到最需要的地方(病痛处)。本病临床可采用骶棘肌骶髂附丽区封闭、骶髂关节封闭或仅做痛点封闭。

4.手术疗法

若症状严重、经保守治疗仍不能减轻，可考虑清除病灶或行骶髂关节融合术。一般仅需上方关节融合即可，勿须全关节融合，以免误伤臀上动脉而引起严重后果。

第二节　骨质疏松症

骨质疏松症是以全身性骨量减少，慢性腰背疼痛，甚则畸形、骨折为特征的一种骨骼系统疾病。其特征是骨强度下降，骨微结构退行性变，骨的脆性增高，骨折风险性增加。骨强度下降反映骨矿物质和骨基质等比例减少。骨微结构退行性变是由于骨组织吸收和形成失衡等原因所致，表现为骨小梁结构消失、变细和断裂。骨的脆性增高、骨力学强度下降，骨折危险性增加，对载荷承受能力降低，而易于发生微细骨折或完全骨折。可悄然发生腰椎压迫性骨折，倒地性的桡骨远端、股骨近端和肱骨上端骨折。本病多发生在50岁以上的人群，女性发病率高于男性。以疼痛，身材缩短、驼背，骨折以及呼吸功能障碍为主要表现。

骨质疏松症属于中医学“骨痿”“骨痹”范畴，病变在骨，其本在肾，《素问・痿论》云：“肾主身之骨髓……肾气热，则膜脊不举，骨枯而髓减，发为骨痿。”

【病因病机】

骨质疏松症是由多种原因引起的骨骼的系统性骨病，其病因尚未完全明确，一般认为与内分泌因素、营养因素、物理因素、遗传因素，以及与某些药物和疾病因素影响有关。这些因素影响高峰骨量以及导致骨量丢失，并导致骨基质和骨矿物质含量减少，最终发展至骨质疏松。骨质疏松症可分为原发性骨质疏松症、继发性骨质疏松症和特发性骨质疏松症。

1.原发性骨质疏松症

由于年龄增加、器官生理功能退行性改变和性激素分泌减少引起的骨质疏松，如绝经后骨质疏松症、老年性骨质疏松症。

2.继发性骨质疏松症

由于某些疾病或药物等引起的骨质疏松，根据发病原因可分为以下几种。

(1)先天性骨质疏松症：如成骨不全、高胱氨酸尿症。

(2)内分泌性骨质疏松症：非正常绝经、性腺功能减退、垂体功能减退、糖尿病、甲状腺功能减退、甲状腺功能亢进、甲状旁腺功能亢进等。

(3)营养缺乏性骨质疏松症：如维生素 D 缺乏，维生素 K 缺乏，长期钙摄入不足，长期蛋白质缺乏或其他微量元素如镁、锰、锶、锌缺乏等。

(4)血液系统性骨质疏松症：骨髓疾病、白血病、淋巴病、戈谢病、贫血、血友病。

(5)药物性骨质疏松症：如长期使用糖皮质激素、抗癫痫药等。

(6)肾性骨质疏松症：如慢性肾病。

(7)失重性或失用性骨质疏松症：如长期卧床、宇宙飞行、失重状态。

(8)其他骨质疏松症：如肝功能不全、类风湿关节炎、强直性脊柱炎、呼吸系统疾病、结缔组织疾病、胃切除、卵巢切除等。

3.特发性骨质疏松症

指儿童、青少年和成人期的不明原因的骨质疏松症，包括青少年骨质疏松症，青壮年骨质疏松症及妊娠、哺乳期骨质疏松症。

中医学认为本病的发生、发展与“肾气”密切相关，可分为：

(1)肾虚精亏：肾阳虚衰，不能充骨生髓，致使骨松不健；肾阴亏损，精失所藏，不能养髓。

(2)正虚邪侵：正虚而卫外不固，外邪乘虚而入，气血痹阻，骨失所养，髓虚骨疏。

(3)先天不足：肾为先天之本，由于先天禀赋不足，致使肾脏素虚，骨失所养，不能充骨生髓。

【诊断要点】

骨质疏松症主要是依据临床表现、骨密度检查、实验室检查和影像学检查综合进行诊断。

1.临床表现及体征

(1)疼痛：是骨质疏松症最常见、最主要的症状，以腰背痛最多见。缓慢起病，初起全身酸楚不适，逐渐发展为隐痛，疼痛加重，喜按，改变体位则疼痛可减轻。疼痛沿脊柱向两侧扩散，仰卧或坐位时疼痛减轻，直立时后伸或久立、久坐时疼痛加剧，日间疼痛轻，夜间和清晨醒来时加重，弯腰、肌肉运动、咳嗽、大便用力时加重。发生骨折时，产生剧烈的持续性疼痛。常见的疼痛部位是腰背部、肋部及骶髂部。

(2)驼背、身长缩短：是继腰背痛后出现的重要临床体征之一。除驼背外，有的患者还出现脊柱后侧凸、鸡胸等胸廓畸形。

(3)骨折：骨质疏松症患者受轻微的外力就易发生骨折。其骨折发生的特点为外伤史不明显，骨折发生的部位相对比较固定。好发部位为胸腰段椎体、桡骨远端、股骨上段、踝关节等。

(4)呼吸功能障碍：胸、腰椎压缩性骨折，脊椎后弯，胸廓畸形，可使肺活量和最大换气量显著减少。患者往往出现胸闷、气短、呼吸困难等症状。此外，骨质疏松症并发先天脊柱侧弯，可引起肺动脉高压和右心肥大。

2.骨密度检查

骨质疏松症以骨量减少为主要特征，故骨密度的测定成为诊断的主要手段。骨密度的测定由于所使用的仪器及方法的不同，检测的部位也有所区别，如定量计算机体层扫描测量骨密度最为准确，可用于成人和儿童；单光子骨密度仪检测桡骨骨密度；超声骨密度仪一般检测胫骨和跟骨骨密度；双能X线骨密度仪可测量全身骨密度，目前常用以检测腰椎、股骨近端、前臂、跟骨等部位。

3.实验室检查

在原发性骨质疏松症中，血清钙、磷以及碱性磷酸酶水平通常是正常的，骨折后数月碱性磷酸酶水平可增高。骨质疏松症伴有骨折的患者，血清钙低于无骨折者，而血清磷高于无骨折者。如伴有软骨病，血钙、血磷偏低，碱性磷酸酶增高，尿磷、尿钙检查一般无异常发现，尿羟脯氨酸增高，其排出量与骨吸收率正相关。

4.影像学检查

X线平片主要表现为骨密度减低，骨小梁减少、变细、分支消失，脊椎骨小梁以水平方向的吸收较快，进而纵行骨小梁也被吸收，残留的骨小梁稀疏排列呈栅状。

【鉴别诊断】

1.骨质软化症

脊椎、骨盆及下肢长骨可能产生各种压力畸形和不完全骨折，骨骼的自发性疼痛、压痛出现较早并且广泛。全身肌肉多无力，少数患者可发生手足抽搐。X线片可见骨质广泛疏松和压力畸形。实验室检查可见血钙、血磷降低，碱性磷酸酶升高。

2.多发性骨体瘤

骨骼疼痛是早期主要症状。骨骼病变多见于脊椎、颅骨、锁骨、肋骨、骨盆、肱骨及股骨近端，骨质破坏处可引起病理性骨折。X线片显示相应部位弥漫性骨质疏松和病理性骨折表现。实验室检查可见骨髓中出现大量骨髓瘤细胞。

3.原发性甲状旁腺功能亢进症

临床症状相似，是由于甲状旁腺腺瘤、增生肥大或腺癌所引起。临床表现为高血钙、低血磷症。X线片显示骨膜下皮质骨吸收及颅骨内外板边缘模糊，有普遍颗粒状脱钙现象。实验室检查多见早期血钙增高，平均在2.2～2.7mmol/L及以上，血磷多数低于1.0mmol/L，90％患者的血清免疫活性甲状旁腺激素明显高于正常值，尿钙增多。

【治疗】

1.中医治疗

(1)肾虚精亏：治宜补肾填精，方用左归丸加淫羊藿、鹿衔草，或用中成药骨疏康、骨松宝等。

(2)正虚邪侵：治宜扶正固本，方用鹿角胶丸，方中虎骨改用代用品。治疗需考虑继发疾病的病因，审因而治。

(3)先天不足：治宜填精养血，助阳益气，方用龟鹿二仙胶汤。治疗亦需考虑患者年龄、性别、原发病病因，辨证施治。

2.西医治疗

(1)钙剂：钙是提高骨峰值和防治骨质疏松的营养素。补充钙剂是防止骨质疏松的基本措施，不能单独作为骨质疏松治疗药物，仅作为基本的辅助药物。补充钙剂可使骨代谢由钙的负平衡转为正平衡。中国营养协会推荐每日钙需要量：3个月以下婴儿400mg；6周岁以下幼儿600mg；10岁以下儿童800mg；18岁以下少年800～1000mg；成年人800mg；孕妇及哺乳妇女1100～1500mg；老年人1200mg。

(2)维生素D：维生素D及其代谢物与钙剂联合应用是治疗骨质疏松的基础措施。每日摄取维生素D，成人推荐剂量为200IU/d，老年人推荐剂量为400～

800IU/d。维生素 D 对钙代谢有调控作用，可促进钙在肠道的吸收，维持正常骨重建。

(3)性激素：女性可使用雌激素治疗绝经后骨质疏松症。雌激素能促进降钙素的分泌，使活性维生素 D_3 的合成增加，与甲状旁腺激素有拮抗作用。使用雌激素类药物治疗时，要认真评价药物的治疗作用和不良反应，定期检查以防止发生严重合并症。

(4)氟化物：氟为亲骨元素，可以替代羟磷灰石中的羟基，形成氟磷灰石，减少骨盐结晶的溶解及反应性，加强骨的稳定。服用含氟制剂时应适当合用钙剂。

(5)二磷酸盐：可直接改变破骨细胞的形态学，从而抑制其功能；与骨基质理化结合，直接干扰骨吸收；直接抑制成骨细胞介导的细胞因子如白细胞介素-6(IL-6)、肿瘤坏死因子(TNF)的产生。双磷酸盐可通过抑制成骨细胞产生的细胞因子而阻止破骨细胞修复，对骨质疏松症起治疗和预防作用。

(6)降钙素：具有直接抑制破骨细胞活性的作用，广泛用于骨吸收增加和以骨量丢失为特点伴有疼痛的骨质疏松症的治疗。

第三节　股骨头坏死

【概述】

股骨头坏死(ONFH)是股骨头血供中断或受损，引起骨细胞及骨髓成分死亡及随后的修复，继而导致股骨头结构改变、股骨头塌陷、关节功能障碍的疾病。创伤性股骨头坏死主要见于髋部创伤，如股骨颈骨折等原因导致血运中断而发生股骨头坏死。非创伤性股骨头坏死多见于中青年，最常见病因是酒精中毒、激素。非创伤性股骨头坏死多为双侧发病，约 80% 在发病后 1～4 年发生股骨头塌陷，丧失活动能力，致残率极高，多数患者不得不接受人工关节置换。中医可将其归属为“骨蚀”范畴。

【诊断要点】

1.临床表现

主要症状为患侧髋部疼痛，呈隐性钝痛，急性发作可出现剧痛，疼痛部位在腹股沟区，站立或行走久时疼痛明显，出现轻度跛行。晚期可因劳累而疼痛加重，跛行，髋关节屈曲、外旋功能明显障碍。

检查时，患髋“4”字试验阳性，髋关节屈曲挛缩试验(Thomas 征)阳性；晚期髋关节屈曲、外展、外旋明显受限；患肢短缩畸形，并出现半脱位；髋关节承重功能试验(Trendelenburg 征)阳性;患肢肌肉萎缩。

2.诊断标准

(1)主要标准:

①临床症状、体征和病史:髋关节疼痛,以腹股沟和臀部、大腿为主,髋关节内旋活动受限且内旋时疼痛加重,有髋部外伤史、应用皮质类固醇史及酗酒史等。

②X 线改变:a.股骨头塌陷,不伴关节间隙变窄;b.股骨头内有分界的硬化带;c.软骨下骨有透光带(新月征阳性、软骨下骨折)。X 线摄片为双髋后前位(正位)和蛙式位。

③核素骨扫描示股骨头内热区中有冷区。

④股骨头 MRI T_1 加权像显示带状低信号影(带状类型)或 T_2 加权像显示双线征。建议同时行 T_1 及 T_2 加权序列,对可疑病灶可另加 T_2 脂肪抑制或 STIR 序列。常规应用冠状位与横断位成像,为更精确估计坏死体积及更清晰显示病灶,可另加矢状位成像。

⑤骨活检显示骨小梁的骨细胞空陷窝多于 50%,且累及邻近多根骨小梁,骨髓坏死。

(2)次要标准:

①X 线片示股骨头塌陷伴关节间隙变窄,股骨头内囊性变或斑点状硬化,股骨头外上部变扁。

②核素骨扫描示股骨头内冷区或热区。

③股骨头 MRI 示等质或异质低信号强度,伴 T_1 加权像的带状改变。

两个或以上主要标准阳性,即可诊断为股骨头坏死。一个主要标准阳性或三个次要标准阳性,其中至少包括一个 X 线片阳性改变,即可诊断为股骨头可能坏死。

3.股骨头坏死的影像学分期

股骨头坏死一经确诊,则应作出分期。科学的分期可指导制定合理的治疗方案,准确判断预后,使疗效有可比性。常采用的分期方法有 ARCO 分期、Steinberg 分期及 Ficat 分期,我们建议采用 1993 年国际骨循环研究会(ARCO)提出的国际分期标准。

0 期:骨活检证实为骨坏死,其他检查正常。

Ⅰ期:ECT 或 MRI 确诊,X 线片、CT 表现正常。依 MRI 所见,股骨头受累区分为下面 3 型。

ⅠA:股骨头受累<15%。

ⅠB：股骨头受累15%～30%。

ⅠC：股骨头受累＞30%。

Ⅱ期：X线片表现异常（股骨头斑点状改变、骨硬化、囊性变、骨质稀少），在X线平片及CT上无股骨头塌陷表现，髋臼无改变，依据股骨头受累区分为下面3型。

ⅡA：股骨头受累＜15%。

ⅡB：股骨头受累15%～30%。

ⅡC：股骨头受累＞30%。

Ⅲ期：X线片上出现新月征，根据正、侧位X线片上新月征累及股骨头的范围区分为下面3型。

ⅢA：股骨头塌陷＜2mm或新月征＜15%。

ⅢB：股骨头塌陷2～4mm或新月征15%～30%。

ⅢC：股骨头塌陷＞4mm或新月征＞30%。

Ⅳ期：X线片表现为股骨头扁平、关节间隙变窄，髋臼也显示有骨硬化、囊性变及边缘骨赘等变化。

4.股骨头坏死的影像学分型

采用2001年日本厚生省骨坏死研究会（JIC）修订的股骨头坏死的分型标准。

分型体系由4种类型组成（A、B、C_1和C_2），以股骨头MRI T_1加权的正中冠状位面和前后位X线图像为分型依据。A型指坏死区占据小于或等于1/3内侧负重面；B型指坏死区占据小于或等于2/3内侧负重面；C型指坏死区占据超过2/3内侧负重面，C_2型坏死区域向外延伸超过了髋臼的外缘，C_1型没有。负重面是髋臼外缘和泪点连线中点垂线以外的区域。

5.辅助检查和实验室检查

（1）双髋关节正位、蛙位X线检查：X线片对早期（ARCO 0期、Ⅰ期）股骨头坏死诊断困难，对Ⅱ期以上病变则可显示阳性改变，如硬化带、囊性变、软骨下骨折及股骨头塌陷、关节间隙是否狭窄等，对分期、预后和随访有重要的意义。

（2）双髋关节MRI平扫：是股骨头坏死早期诊断的“金标准”，典型股骨头坏死的T_1加权像改变为股骨头残存骨骺线，邻近或穿越骨骺线的蜿蜒带状低信号区，以及低信号带包绕高信号区或混合信号区。T_2加权像可出现双线征。体内有金属异物时禁用。

（3）双髋关节CT平扫：对于股骨头坏死Ⅱ期、Ⅲ期病变，可清楚显示坏死灶的边界、面积、硬化带、病灶自行修复及软骨下骨折等情况。CT显示软骨下骨折的清晰度与阳性率优于 MRI 及 X 线片，加用二维重建可显示股骨头冠状位整体情况。CT 扫描有助于确定病灶及选择治疗方法。

【鉴别诊断】

1.从临床角度需要鉴别的疾病

需与腰椎间盘突出症鉴别。该病好发于男性中青年，一般有腰部外伤史，典型者表现为腰痛，继而出现自臀部向下肢直至足部的放射痛，以及出现坐骨神经支配区域的神经损害表现，是由于突出的椎间盘压迫神经根引起，一般不影响髋关节的活动。而股骨头坏死一般不出现下肢的放射痛，疼痛局限在髋部，一般不超过膝关节，早期可出现被动旋转髋关节时疼痛或僵硬感。

2.从影像角度需要鉴别的疾病

(1)MRI 改变类似疾病：

①暂时性骨质疏松症：也称髋关节一过性骨髓水肿，以男性中青年多见。X 线片示受累髋关节骨量减少，MRI 的 T_1 加权像显示均匀低信号、T_2 加权像均匀中或高信号，范围可扩展至股骨头颈及大转子部，无带状低信号显示。此病为自限性疾病，对症治疗后 3～6 个月痊愈。

②股骨头挫伤：发生在中年，有外伤史(扭伤、撞击等)。髋部疼痛，MRI 显示 T_1 像中信号、T_2 像高信号，位于股骨头内侧多见。

③软骨下不全骨折：多见于 60 岁以上的老年，女性多见。无明确外伤史，突然发作髋部剧烈疼痛，不能行走，关节活动受限。X 线片显示股骨头骨质疏松，股骨外上部稍变扁(压缩)。MRI 的 T_1 及 T_2 加权像显示软骨下骨低信号线，此为骨折处，在其周围骨髓水肿，T_2 抑脂像示片状高信号。

④滑膜疝：此为滑膜组织增生侵入股骨头颈部皮质的良性病变。常位于股骨头颈上部，MRI 示 T_1 低信号、T_2 高信号的圆形病灶，侵蚀皮质。

(2)X 线片改变类似病变

①髋关节发育不良继发骨关节炎：此病特点为髋臼发育浅，股骨头覆盖不全，股骨头变形但无明显节段性塌陷。不对称关节间隙变窄且常伴有髋臼硬化或囊性变，鉴别不难。

②髋关节原发性骨关节炎：多见于 50 岁以上肥胖者，常为多关节受损，发展缓慢，活动初疼痛，休息后好转，X 线片早期即可显示软骨下囊性变，特点为多囊，囊变周围有硬化骨包绕且紧贴关节面。而股骨头坏死的囊变多为单个，其内有点状钙化灶。MRI T_1 像示紧贴关节面的片状低信号改变。

③强直性脊柱炎累及髋关节：常见于男性，15～40 岁多见。髋关节受累者大

都伴有骶髂关节、脊柱的病变，表现为不明原因的腰部僵硬，髋关节疼痛，晨起时重，活动后减轻。生化检查 HLA-B27 常为阳性。X 线检查主要表现为股骨头保持圆形而首先出现关节间隙变窄，骶髂关节面破坏，呈磨砂样改变，脊柱呈竹节样改变，晚期关节间隙消失，骨性强直。部分患者应用激素可并发股骨头坏死。

④类风湿关节炎：此病常对称性累及全身小关节，也可侵犯一侧或双侧髋关节。多见于中年女性，受累关节疼痛，伴功能受限，常有晨僵现象。化验检查白细胞升高，血沉加快，类风湿因子阳性。X 线检查主要表现为股骨头圆但关节间隙狭窄和消失，髋臼和股骨头骨质疏松。

⑤化脓性关节炎：多发于婴幼儿及少年，多为血行感染，髋关节剧痛，患肢常处于屈曲、外展、外旋位，伴有全身感染症状。

⑥髋关节结核：多为儿童及青壮年，除了髋关节疼痛，活动受限，还有消瘦、低热、盗汗、颧红等结核中毒全身症状。化验检查血沉加快。单纯滑膜结核 X 线片表现为：患侧髋臼、股骨头骨质疏松；骨小梁变细；骨皮质变薄，患侧闭孔变小，滑膜与关节囊肿胀，关节间隙改变。晚期全关节结核 X 线检查主要表现为关节软骨面及骨的破坏。

⑦髋关节色素沉着绒毛结节性滑膜炎：临床表现与髋关节原发性骨关节炎相似。X 线检查主要表现在股骨头的增生，关节间隙变窄，髋臼缘呈蚕食状破坏，股骨头全头出现小囊状的破坏。

⑧股骨头软骨母细胞瘤：此病较少见。髋部疼痛，CT 及 X 线显示股骨头内囊性变，但此病灶位于股骨头中部且对骨侵蚀明显，MRI T_1 示均匀的高信号强度。

【治疗方法】

无论是中医药保守治疗、抑或保留自身髋关节手术还是人工髋关节置换手术均以缓解疼痛、改善关节功能、提高生活质量为共同目标。目前尚无一种方法能治愈不同类型、不同分期及不同坏死体积的股骨头坏死。在临床应用中应根据患者年龄、坏死分期、分型、范围、塌陷危险性及内科基础病等进行个体化选择，正确掌握治疗原则，针对具体情况采用相应治疗方法，才能获得最佳疗效。

1.中医治疗

中医防治主要是通过中药调节全身气血运行、疏通脉络，辅以祛痰化湿、补益肝肾等整体治疗作用，从而达到缓解疼痛、改善功能、促进坏死修复的目的。

Ⅰ期患者是中医药治疗的比较理想选择；其次Ⅱ期坏死，疼痛发生前；再次，Ⅱ期坏死已发生疼痛；Ⅲ期坏死非禁忌证，但合理选择困难。另外，0 期坏死理论上最有优势，但临床难以发现并确诊。Ⅳ期坏死，中医药治疗仅作为辅助手段。

(1)中药辨证治疗:

①血瘀气滞证:以创伤性股骨头坏死和非创伤性股骨头坏死早期为主。

主症:髋部疼痛,夜间痛剧,刺痛不移,关节屈伸不利,舌质黯或有瘀点,苔黄,脉弦或沉涩。

治法:行气活血,化瘀止痛。

处方:桃红四物汤加减或身痛逐瘀汤加减。

桃仁 10g,红花 10g,川芎 10g,当归 10g,赤芍 10g,生地黄 15g,枳壳 10g,香附 15g,延胡索 10g。水煎服,日 1 剂。

②肾虚血瘀证:以激素性股骨头坏死为主。

主症:髋痛隐隐,绵绵不休,关节强硬,伴心烦失眠,口渴咽干,面色潮红,舌质红,苔燥黄或黄腻,脉细数。

治法:补益肝肾,行气活血。

处方:独活寄生汤加减或右归丸加减。

独活 15g,秦艽 15g,桑寄生 30g,杜仲 20g,牛膝 15g,茯苓 15g,骨碎补 15g,党参 20g,当归 10g,芍药 15g,熟地黄 20g,甘草 6g,川芎 15g。水煎服,日 1 剂。

③痰瘀蕴结证:以酒精性股骨头坏死为主。

主症:髋部沉重疼痛,痛处不移,关节漫肿,屈伸不利,肌肤麻木,形体肥胖,舌质灰,苔腻,脉滑或濡缓。

治法:祛痰化湿,活血化瘀。

处方:桃红四物汤合二陈汤加减。

茵陈 15g,生姜 6g,半夏 15g,白术 15g,桂枝 15g,茯苓 15g,当归 10g,炙甘草 6g,陈皮 10g,川芎 15g。水煎服,日 1 剂。

(2)中成药:

仙灵骨葆胶囊 3 粒,po,tid;

或　通络生骨胶囊 4 粒,po,tid;

或　复方丹参注射液 16mL 加入 5%葡萄糖注射液 250mL,ivdrip,qd。

仙灵骨葆胶囊由淫羊藿、续断、丹参、知母、补骨脂、地黄等组成,其功能为滋补肝肾、接骨续筋、强身健骨。药理作用:调节机体代谢,刺激骨形成;提高骨密度,增加骨矿含量;抑制破骨细胞的吸收活动,加快骨再建,使整体骨量和骨的质量得到恢复。促进纤维组织形成、外骨痂形成,使骨痂矿化提前,再塑造加快。保护性腺,提高性激素水平;恢复因性激素水平下降而丢失的骨量。能促进组织出血吸收,对关节原发性及继发性损害、炎症有明显抑制作用,有明显镇痛作用。4～6 周为一疗程，重症感冒期间不宜服用。

通络生骨胶囊主要成分为木豆叶，具有活血健骨、化瘀止痛功能，用于股骨头坏死，症状为髋部活动受限，疼痛，跛行，肌肉萎缩，腰膝酸软，乏力倦怠，舌质偏红或有瘀斑，脉弦等。个别患者服用后可能出现轻微的胃部不适、腹泻、潮热、皮肤瘙痒。肝肾功能不全者慎用。个别患者可能出现短暂的髋关节疼痛加剧，这是死骨吸收的正常反应，此时应注意减轻负重。小儿遵医嘱用药。

复方丹参注射液由丹参和降香组成，具有扩张血管、改善微循环、抑制红细胞及血小板聚集、抑制凝血、降低血液黏稠度等作用。

(3)中药贴敷疗法：

药方：五方散。

药物组成：泽兰、土鳖虫、大黄、红花、当归尾、骨碎补、生马钱子粉、桃仁、乳香、没药等14味中药组成。

用法：五方散与单酒(用一份38°白酒加一份水配制)调匀，置于锅内蒸熟即可。将蒸熟的五方散均匀平摊在一张稍大于患处范围的玻璃纸上，厚度为0.3～0.5cm，待温度与肤温接近时，将药物覆盖于患处，用胶布固定或绷带包扎均可。每日1次，时间为4～6h。

(4)中药烫熨疗法：

药物组成：木鳖子、川椒、五加皮、海桐皮、鸡血藤、姜黄、儿茶、羌活、桂枝、两面针、七叶莲、豆豉姜、冰片等。

用法：将以上各药物加工成粗粒状，混匀后装入桶内，用45°米酒浸泡，酒的用量以将全部药物浸湿为度，浸泡1个月后可用。用棉布袋装浸泡好的药物至2/3满，再以保鲜袋包裹，放入800W的微波炉高火加热3min后可烫疗。

(5)针灸治疗：穴位按摩、艾灸或穴位贴敷治疗。穴位选择基于传统中医理论，使用疼痛区局部穴位及经脉循行经过该疼痛区域的远端穴位。局部取穴可考虑阳陵泉、阴陵泉、足三里、犊鼻和经外奇穴膝眼等；远端取穴可考虑昆仑、悬钟、三阴交和太溪等。穴位选择：主穴为阿是穴，配穴有双肝俞、双肾俞、环跳、秩边、血海、阳陵泉、三阴交等。

2.西医治疗

股骨头坏死治疗的两个核心问题在于坏死的修复和坏死修复过程中避免塌陷的发生。坏死修复是否充分，决定股骨头是否存在塌陷的风险。即使坏死行病灶清除植骨术，仍有部分植骨被吸收，出现塌陷。股骨头一旦塌陷，即使头内坏死完全修复，继发性骨性关节炎也在所难免。因此，从某种程度上看，预防和控制塌陷对于股骨头坏死治疗的远期疗效更加重要。

(1)一般治疗:

①保护性负重:学术界对于该方法能否减少股骨头塌陷仍有争议。使用双拐可有效减少疼痛。

②物理疗法:包括体外震波、高频磁场等,对缓解疼痛、促进骨修复有益。

(2)药物治疗:股骨头坏死的常规治疗主要包括促进坏死修复、预防或阻止股骨头塌陷。主要有两大类药物,即调节骨代谢药物、改善循环药物。

①调节骨代谢药物:目前临床上多应用含多种骨代谢的活性肽类。此类药物具有调节骨代谢,刺激成骨细胞增殖,促进新骨形成,以及调节钙、磷代谢,增加骨钙沉积,防治骨质疏松,抗炎、镇痛作用。药物中骨诱导多肽类生物因子可有效促进机体内影响骨形成和吸收的骨源性生长因子的合成,包括骨形态发生蛋白(BMP)、β-转化生长因子(TGF-β)、成纤维细胞生长因子(FGF)等。

注射用鹿瓜多肽16～24mg加入5%葡萄糖注射液250mL,ivdrip,qd,10～15日为一疗程或遵医嘱,小儿酌减。

或　骨肽注射液10～20mL加入0.9%氯化钠注射液250mL,ivdrip,qd,15～30天为一疗程。

或　骨瓜提取物注射液50～100mg加入0.9%氯化钠注射液250mL,ivdrip,qd,20～30日为一疗程,或遵医嘱。

此类药物适用于大多数股骨头坏死患者,尚未见不良反应发生。如出现发热或皮疹,请酌情减少用量或停药。

②改善循环药物:注射用血塞通150～300mg加入5%葡萄糖注射液250mL,ivdrip,qd,10～14次为一疗程。

注射用血塞通主要成分为三七总皂苷,具有活血祛瘀、通脉活络的作用。禁用于脑出血急性期;禁用于既往对人参、三七过敏的患者;禁用于对酒精高度过敏的患者。不应用于孕妇。

(3)手术治疗:包括保留自身髋关节手术和人工髋关节置换手术。保髋术后配合中药治疗,仍可使80%左右患者获得良好保髋效果,避免或大大延缓人工关节置换。

①股骨头髓芯减压术:建议采用直径3mm左右细针,在透视引导下多处钻孔。可配合进行自体骨髓细胞移植、骨形成蛋白(BMP)植入等。此疗法不应在晚期(ARCO Ⅲ期、Ⅳ期)使用。适应证:ARCO Ⅰ期、Ⅱ期。

②微创经股骨转子髓芯减压、异体或自体腓骨植入术或钽棒植入术。适应证:

ARCO Ⅰ期、Ⅱ期。

③切开病灶清除、自体或异体松质骨打压植骨、带血管自体骨移植术:应用较多的有带血管腓骨移植、带血管髂骨移植、带血管大转子骨瓣等,如应用恰当,疗效较好。但此类手术可能导致供区并发症,并且手术创伤大,手术时间长,疗效差别大。适应证:ARCO Ⅱ期、ⅢA期、ⅢB期,年龄<50岁。

④切开病灶清除、不带血管骨移植术:主要为经股骨头颈灯泡状减压植骨术。植骨方法包括压紧植骨、支撑植骨等。应用的植骨材料包括自体皮质骨、松质骨、异体骨、骨替代材料。适应证:ARCO Ⅱ期、ⅢA期,年龄<50岁。

⑤截骨术:将坏死区移出股骨头负重区,将未坏死区移入负重区。应用于临床的截骨术包括内翻或外翻截骨、经股骨转子旋转截骨术。此术式会为以后进行人工关节置换术带来较大技术难度。适应证:坏死体积中等的ARCO Ⅱ期或ⅢA期、ⅢB期。

⑥人工髋关节置换术:人工关节置换术对晚期股骨头坏死有肯定疗效,一般认为,非骨水泥型或混合型假体的中长期疗效优于骨水泥型假体。股骨头坏死的人工关节置换术有别于其他疾病的关节置换术,要注意一些相关问题:a.患者长期应用皮质类固醇或有基础病需要治疗,故感染率升高;b.长期不负重、骨质疏松等原因导致假体易穿入髋臼;c.曾行保留股骨头手术,会带来各种技术困难。适应证:ARCOⅢ期晚期、Ⅳ期患者,出现关节功能障碍或疼痛明显伴有跛行。

第五章 创伤急救

第一节 急救技术

自然灾害、生产或交通事故及战争发生时，都可能在短时间内出现大批伤员，需要及时进行抢救。创伤急救的目的是：维持伤员的生命，避免继发性损伤，防止伤口污染。这就要求医护人员必须熟练掌握创伤急救知识与救护技能，力求做到快抢、快救、快送，尽快安全地将伤员转送至医院进行妥善治疗。

急救原则是：先抢后救，先重后轻，先急后缓，先近后远，连续监护，救治同步。

创伤救护的步骤是：先止血、包扎，然后妥善地固定，并采用正确的搬运方法及时转送。同时应维护伤员的呼吸道通畅，及时救治心跳、呼吸骤停及创伤昏迷等危急重症患者，积极防治休克等各种并发症。

一、现场急救技术

急救医学将保持呼吸道通畅、止血、包扎、固定、搬运与转送称为现场急救五项技术。

（一）保持呼吸道通畅

首先使伤员仰卧，解开伤员衣领和腰带等妨碍呼吸的约束物，及时清除口鼻咽喉中的义齿、血块、黏痰、呕吐物和其他异物等，保持呼吸道通畅。对呼吸道阻塞及有窒息危险的伤员，可插入口咽通气管或鼻咽通气管，或急行环甲膜切开插管、用粗针头穿刺环甲膜通气、气管内插管及气管切开插管。对呼吸骤停者，可行口对口或经口咽通气管或鼻咽通气管行人工呼吸。对下颌骨折或昏迷伤员，可将下颌托起或颈后仰等，同时将舌牵出，用别针或丝线穿过舌尖固定于上衣衣扣上，同时将伤员置于侧卧位。

（二）止血

出血是创伤致死的重要原因之一，故对创伤出血，须准确有效地止血，然后再做其他急救处理。急救常用的止血方法有以下几种。

1.一般止血法

比较小的创伤出血,用生理盐水冲洗局部后,覆盖无菌纱布,用绷带加压包扎。

2.指压止血法

在出血大血管的近心端,用手指或手掌把血管压在邻近的骨骼上,紧急时可隔着衣服压迫,使之止血。此方法仅适用于四肢及头面部的大出血急救,不宜长时间使用。常用的指压止血法有以下几种。

(1)头面部:

①颞浅动脉指压止血法:在耳前一指处压迫颞浅动脉,可减少同侧头皮和额、颞部出血。

②面动脉指压止血法:在下颌骨咀嚼肌的前方压迫面动脉,可止住同侧下半面部出血。

③颈总动脉指压止血法:在胸锁乳突肌内侧触到颈总动脉搏动处,将其压向后方的颈椎横突,可止住同侧头面部出血。但该处压迫止血的时间不宜过长,而且只能压迫一侧,以免引起脑部缺血。

(2)肩部:在锁骨上窝向下向后触到锁骨下动脉搏动,将此动脉压在第一肋骨上,可止住同侧肩部和腋窝部出血。

(3)上肢:在上臂肱二头肌内侧可触到肱动脉的搏动,将其压在肱骨上,可止住手、前臂、上臂中下段的动脉出血。

(4)下肢:在腹股沟中点偏下方可触到股动脉搏动,用双手拇指或拳将此动脉压在股骨上,可止住足部、小腿、大腿动脉出血。

3.加压包扎止血法

加压包扎止血法适用于全身各部位的静脉和大多数的动脉出血。先用无菌敷料覆盖伤口,外加消毒纱布压垫,再用绷带或三角巾进行加压包扎。进行止血时,应先将肢体抬高;使用绷带时要从肢体远端向近端包扎;包扎范围超出伤口 2～3 横指;松紧要合适,既要止血,又不能阻断肢体的血循环;包扎后如继续出血渗透敷料,可再加敷料包扎,直至有效止血。

4.止血带止血法

当四肢大血管出血用加压包扎无效时采用止血带止血。常用的止血带有橡皮管(条)与气压止血带两种,要严格掌握使用方法和注意事项。止血带缚上时间太长将导致肢体疼痛,甚至引起肢体缺血性坏死而致残,严重者可危及伤员生命。

(1)操作方法:选择弹性好的橡皮管(条)或气压止血带,确定缚止血带的部位。上肢缚于上臂上 1/3 处,下肢缚于大腿中上 1/3 处,前臂和小腿禁用止血带。在扎止血带部位先用1～2层软敷料垫好，上止血带时先将患肢抬高，尽量使静脉血回流。若用橡皮管止血，则用手握住橡皮管一端，拉长另一端缠绕肢体两圈，以不出血为度，在肢体外侧打结固定。用气压止血带，缚上后充气直至达到有效止血。

(2)注意事项：使用止血带，要标明上止血带的时间，扎止血带的时间应越短越好；如需延长，应每隔1h放松一次，待组织有新鲜血液渗出后，再重新扎上，若出血停止则不必重复使用。对失血较多者应输液、输血，防止休克和酸中毒等并发症的发生。严重挤压伤和远端肢体严重缺血者，要忌用或慎用止血带。

5.屈肢加垫止血法

在腋窝、肘窝、腹股沟或腘窝处加纱布垫或棉垫，将伤肢靠近胸壁，用绷带或三角巾固定于上臂内收或屈肘位，即可止血。

其他方法还有用止血散(云南白药、如意金刀散等)、止血纱布和止血海绵止血等，均可根据具体情况选用。

(三)包扎

包扎可压迫止血，保护创面，减少污染，固定骨折断端的夹板和创面的敷料，减轻疼痛，以有利于搬运和转送。包扎时动作要轻巧、迅速、准确，敷料要严密包住伤口，松紧适宜。包扎完毕应检查肢体远端血循环是否正常，若完全阻断，应予放松，重新包扎。

一般伤口可用消毒纱布或清洁的毛巾、布类等覆盖创面，外用绷带或布条等包扎；对开放性气胸应及时进行密封包扎，以阻断气体从伤口进出而改善呼吸；对颅脑伤口应将周围头发剃除或尽量剪短，并用生理盐水冲洗局部，以无菌纱布包扎。伤口内表浅异物可去除，但对血凝块和大血管附近的骨折不要轻易移动，以免再次出血。

常用的包扎方法、器材有以下几种。

1.绷带包扎法

是一种普遍的伤口包扎法。

(1)环形包扎法：环绕肢体数圈包扎，每圈需重叠，用于胸腹和四肢等处的小伤口及固定敷料。

(2)螺旋形包扎法：先环绕肢体三圈，固定始端，再斜向上环绕，后圈压住前圈的1/2～2/3，用于肢体周径变化不大的部位，如上臂和足部等。

(3)螺旋反折包扎法：先环绕肢体数圈以固定始端，再斜旋向上环绕.每圈反折一次，压住前圈的1/2～2/3.用于肢体周径不等的部位，如小腿和前臂等。

(4)“8”字环形包扎法：先环绕肢体远端数圈以固定始端，再跨越关节一圈向上，一圈向下，每圈在中间和前圈交叉成“8”字形，用于关节部位的包扎。

2.三角巾包扎法

三角巾包扎应用灵活，包扎面积大，效果好，操作快，适用于头面、胸腹、四肢等全身各部位。使用时要求三角巾边要固定，角要拉紧，中心舒展，敷料贴体。

3.多头带包扎法

多用于头面部较小的创面和胸、腹部包扎。操作时，先将多头带中心对准覆盖好敷料的伤口，然后将两边的各个头分别拉向对侧打结。

4.其他包扎法

(1)体腔脏器膨出包扎法：在急救现场若遇腹部开放性损伤，腹腔脏器膨出，不能将污染的脏器纳入腹腔内，先用无菌纱布覆盖，再用碗或口盅扣在膨出的脏器之上，再用三角巾或绷带包扎，避免继续脱出、干燥或受压等。

(2)其他：外露的骨折端等组织不应还纳，以免将污染物带入深层，应用消毒敷料或清洁布类进行严密的保护性包扎。

(四)固定

现场救护中，对怀疑有骨折、脱位、肢体挤压伤和严重软组织损伤的患者必须做可靠的临时固定，其一是减轻患者伤处的疼痛，预防疼痛性休克的发生；其二是限制骨折断端或脱位肢体再移位等，避免产生新的损伤和并发症。

对开放性骨折应先止血、包扎，后固定骨折断端。固定的范围应包括骨折处上下两个关节、脱位的关节和严重损伤的肢体。固定使用的器材常为木夹板、绷带、三角巾、棉垫等，在救护现场也可采用树枝、竹竿、木棍、纸板等代替。固定时，固定物与肢体之间要加衬垫(棉垫、毛巾、布片等软物)，以防皮肤压伤；固定四肢时要露出指、趾端以便观察血液循环。如扎缚过紧，固定后出现指(趾)苍白、青紫，肢体发凉、疼痛或麻木时，表明血循环障碍，应放松缚带，重新固定。

(五)搬运与转送

经止血、包扎、固定等处理后，要将伤员尽快搬运和转送到救护站或医院进行治疗。搬运时的要点是安全、迅速，不使发生二次损伤或加重病情。运送先后次序应是先转运危及生命者，然后转运开放性损伤和多发性骨折者，最后转运轻伤员。必要时应给予伤者镇痛药或抗感染药物，防治疼痛性休克和感染的发生，但颅脑损伤和未确诊的胸、腹部损伤患者不宜使用镇痛药物。

搬运的方式多种多样，一般轻伤员可以搀扶、抱扶和背负。如有脊柱骨折、昏迷或气胸的伤员，必须采用平卧式搬运法。搬运时两人或数人蹲在伤员同一侧，分别用双手托住伤员的头部、背部、腰部、臀部和腿部，动作协调一致地将伤员托起置于担架上。对疑有脊柱骨折者,担架须用硬板。如人员不够时,可采用滚动式搬运法。搬运时两人在伤员同一侧保持伤员平直体位,轻轻将伤员推滚至木板上。对颈椎损伤的患者,应由一人负责牵引头部,以保持头颈部与躯干长轴一致,搬运时应同其他三人协同动作。在担架上患者头颈部两侧应用沙袋或卷叠的衣服等物垫好固定,以防止在搬运中发生头颈部旋转或弯曲活动。对骨盆骨折的患者,除应用多头带或绷带包扎骨盆部外,臀部两侧亦应用软垫或衣服等物垫好,并用布带将身体捆在担架上,以避免震动和减少疼痛。

运送时宜使用担架,伤员仰卧位,四肢应放在担架内,以免中途撞击引起疼痛而使病情加重。昏迷伤员应注意保持呼吸道通畅,避免分泌物和舌根后坠堵住呼吸道。骨折患者应做临时固定后再运送。

运送时要力求平稳、舒适、迅速,不倾斜和少震动,搬动要轻柔。运送途中应携带必要的急救药品和氧气等,救护人员要密切观察伤员的神志、呼吸、瞳孔、脉搏、血压等变化。用担架时要让伤员头在后,以便后面的救护人员能随时观察伤员的情况。

二、创伤的处理

(一)伤口

创伤常造成伤口,从伤口的部位、大小、深浅、是否与骨端或内脏相通可确定创伤的轻重程度。伤口一般分为创面、创缘、创腔和创底 4 个部分。根据伤口情况可判断损伤的性质,如创缘不整齐,多为钝器伤;边缘整齐,多为利器伤;创口小而深,多为锐器刺伤;创口周围有褐色的灼伤迹象,多属火器伤。

伤口若出血急促,血色鲜红,呈搏动性喷射状,为动脉出血;若出血呈黯红色,流出缓慢,为静脉出血。出血多少与创伤部位、程度、深浅有关。创伤轻微仅有毛细血管破裂出血,出血量较少;创伤严重,致较大动、静脉血管破损,可造成大出血,伤员会出现肤色苍白、心烦口渴、脉数尿少等休克症状。

伤口疼痛多因神经干或神经末梢受到创伤刺激而引起。疼痛轻重与受伤部位、程度密切相关,神经末梢丰富处受伤后往往较痛。但在受伤瞬间,由于大脑皮质处于强烈兴奋状态,疼痛中枢被抑制,故在受伤初始常感觉不到疼痛,稍后疼痛逐渐明显。若正确处治,疼痛会逐渐减轻;处理不当或感染,则疼痛持续,甚者加剧。

(二)清创术

清创术就是清除伤口内的异物、坏死组织和细菌,使污染伤口转变为干净伤口，缝合后使之能一期愈合。伤后6～8h内的伤口经彻底清创后可一期缝合，但火器伤除外。伤后8～24h的伤口，如果创口较整齐，污染较轻，配合有效抗生素的使用，仍可按新鲜创口处理，是否缝合或延期缝合应根据伤口情况而定。

伤口能否缝合及缝合后的预后取决于下列条件：一是受伤环境是否干净、侵入细菌的多少和毒力大小、有无异物和异物的多少及性质、坏死组织的多少与无效腔大小、损伤处的血循环好坏、伤口组织是否新鲜和机体抵抗力的强弱等；二是治疗是否及时正确、清创是否彻底和术后处理是否得当。

如就诊时伤口已感染，不能清创或不能彻底清创者，应予敞开伤口，清除坏死组织、血块和异物，冲洗和充分引流，更换敷料，等待延期缝合。

清创术的步骤和内容如下：

1.准备

清创应在麻醉无痛下进行，先用无菌纱布覆盖伤口，剃去伤口周围的毛发，清除污物，刷洗伤口周围皮肤3次；除去纱布，反复冲洗伤口，清除伤口内的异物，对较大、较深或污染严重的伤口，应用过氧化氢溶液泡洗，再用生理盐水冲洗5～10min；擦干皮肤后，严格消毒伤口周围皮肤；铺无菌巾。

2.清创

清创时如无大出血不宜使用止血带，以免健康组织缺血，增加识别坏死组织与健康组织的难度及伤口感染的机会。

(1)充分显露创腔：是清创能否彻底的关键之一，也是引流、减压、消肿、改善血循环、减少组织继发性坏死的必要措施。主要方法是扩大创腔出入口，切口要大到能充分显露创底，切开筋膜要使肢体骨筋膜间隔区得到充分减压。

(2)彻底止血：活动性出血要进行止血，但对伤及四肢主要血管的出血尽量不结扎，应尽量修复或吻合。

(3)彻底切除坏死组织：清除创腔内的血凝块、异物和碎裂坏死组织；粉碎性骨折中与骨膜相连的骨片不应切除，防止骨缺损；对脑、脊髓等重要器官组织要特别珍惜，不能随便切除；神经、血管和肌腱应尽量少切除；如伤口边缘不整齐，可切除伤口内缘1～2mm，但颜面、手指、关节附近和会阴区等部位的皮肤要尽量保留。

(4)充分冲洗：清创后用3%过氧化氢溶液、1∶1000苯扎溴铵或无菌生理盐水反复冲洗，进一步清除微小碎片及表面污染。

3.修复创口

尽量保护和修复重要的神经、血管等组织器官，恢复其正常的解剖关系。神经、血管、肌肉、肌腱和皮肤等组织要逐层对应吻合，以免愈合后出现或加重功能障碍；神经和肌腱因缺损不能一期吻合者，应原位固定，用周边软组织覆盖，不可裸露，留待以后修复。

清创彻底的伤口，应一期缝合；关节附近、头面颈部、外生殖器、阴囊与手部的伤口因属功能部位，尽量一期缝合，必要时可放置皮下引流，以免瘢痕挛缩，影响功能；伤口大而深、边缘不整齐和组织损伤严重及可能继发感染者，应延期缝合；肢体深筋膜可以不缝合，术后如发生软组织肿胀则有减压作用。缝合时不能留有无效腔，否则易积液感染；缝合要保持一定的张力，但张力过大易致组织缺血坏死。

（三）术后处理

1.适当固定

骨折、关节损伤、血管和软组织严重损伤等修复后都应适当外固定。外固定可选用石膏托板、石膏夹板、开窗石膏管形或钢丝夹板等。有重叠移位、成角畸形和粉碎性骨折者可行牵引，牵引重量以能矫正移位和成角畸形为度。

2.适当抬高患肢和更换敷料

抬高患肢与心脏位于同一水平线上，有利于消肿，预防组织缺血。换药时，要按常规无菌操作。未感染伤口，无需过多更换敷料。伤口若发生感染，应及时打开敷料检查，伤口小而感染轻，可用生理盐水或0.2%呋喃西林液等湿敷；感染重，脓液多者，应拆除伤口缝线充分引流，清除坏死组织，争取二期缝合或植皮修复。

3.密切观察患肢远端血循环和神经功能

防止筋膜间隔区综合征的发生，一旦出现，及时解开敷料，对症处理，拆除缝线或重新切开，彻底减压，延期缝合。

4.正确使用抗生素

早期使用破伤风抗毒素，预防破伤风的发生；根据伤口污染情况选择抗生素的应用，用药时应对可能感染的细菌进行评估，无法确定时选用广谱抗生素，并根据细菌培养和药物敏感试验进行调整用药。用药时间：一期缝合者7～10d，其他持续到二期处理之后。

5.术后感染的处理

一方面进行抗菌治疗；另一方面要按照感染伤口拆开缝线，充分引流、冲洗和换药，争取二期缝合或植皮修复伤口。

（四）内治

通过药物治疗，调和脏腑阴阳，使之气血流畅，纠正因受伤和（或）感染而引起的局部器官乃至全身组织的生理紊乱，积极治疗原发病、并发症与继发症，促进创伤痊愈。

1.预防伤口感染

用五味消毒饮合黄连解毒汤加减，以清热解毒，化瘀通络；或适当使用抗生素，防治感染。

2.伤口瘀肿疼痛

用复元活血汤或活血止痛汤等加减，以活血化瘀，消肿止痛。

3.伤口感染

按痈和附骨疽分“消”“托”“补”三期，配合使用抗生素。

4.防治休克、并发症和继发症

根据患者的具体情况，辨证施治，配合输液防治休克。

第二节　血管损伤

由于骨折原因造成肢体主要血管受伤，常可引起不同程度的肢体缺血、坏死，处理不当可危及生命。因此，对血管损伤应强调早期诊断、及时处理。

一、损伤类型

1.动脉受压

可因骨折断端移位压迫血管，使循环受阻，也可因深部组织出血，血肿压迫静脉，使回流受阻，进而影响动脉侧支循环，使神经和肌肉发生缺血和坏死。

2.动脉痉挛

因动脉周围组织损伤，或血管受牵拉、压迫而引起平滑肌持久收缩即动脉痉挛。痉挛的动脉管径缩小至原来的 1/3 时，血流完全中断，动脉呈白色条索状，影响肢体的血液供应。

3.动脉损伤

由于骨折等原因挫伤动脉壁，使内膜层和肌层发生断裂而外膜完整，断裂的内膜和肌层卷缩，阻塞血管腔，或形成血栓，导致血循环中断。创伤处动脉肉眼所见呈现肿胀，失去正常色泽，触之较硬，搏动极微弱或无搏动。由于血栓闭塞管腔，而造成远端肢体缺血甚至坏死，晚期还可形成动脉瘤。

4.动脉断裂

动脉断裂可分为完全断裂和部分断裂。动脉完全断裂后，断端即刻发生痉挛和卷缩，同时伴有休克、血压下降，促使血栓形成而血管腔闭塞。动脉完全断裂的后果取决于肢体伤后的供血状态。动脉部分破裂是一种严重的创伤，由于血管壁的收缩使裂口更为扩大，造成大出血，导致严重的出血性休克或死亡。有的可因血压降低和周围组织肿胀或血肿压迫而暂停出血，但血压回升后，可再度出血。

二、诊断

血管损伤主要依靠临床症状和体征做出诊断，但不应忽视病史采集和体格检查。

1.体格检查

(1)血压：当静脉发生痉挛、阻塞时，其远端动脉的血压可降低或不能测出。检查时应与健侧对比。

(2)周围血管循环功能检查：主要观察肢体颜色有无改变，有无肿胀、萎缩、增粗、增大等畸形，有无搏动性肿块，末梢毛细血管充盈时间长短等。

2.临床表现

骨折合并血管损伤的临床表现，除骨折的表现外，主要是出血和急性动脉供血不足。

(1)出血：动脉部分或完全破裂后，血液一部分自伤口流出，一部分流入组织间隙，主要表现为外出血及肢体肿胀，其出血可呈喷射状(动脉断裂)或涌泉状(静脉断裂)，而组织内张力增加可出现肢体麻木、疼痛。

(2)急性动脉供血不足：动脉受压、动脉挫伤和动脉痉挛均没有出血症状，而以肢体缺血为主。表现为：①伤肢疼痛；②伤肢远侧脉搏减弱或消失；③伤肢远侧皮肤苍白、青紫或紫斑，皮温下降；④伤肢肢端麻木；上肢从手指开始，下肢从足趾开始，逐渐向近端发展；先是感觉迟钝，数小时后完全麻木；⑤伤肢功能障碍；肌肉缺血数小时即可瘫痪。

根据上述体格检查及临床表现，对血管损伤作出正确诊断并不十分困难。

三、治疗

(1)凡肢体外伤后有血液循环障碍，经解除外固定或包扎后，血液循环仍无改善，或考虑血管已受损伤时，应及时准备行血管探查术。

(2)如为血管痉挛，经麻醉后，血管痉挛可缓解。如为动脉压迫，在骨折复位或切开深筋膜减压后，血液循环会得到改善。

(3)如解除压迫后，血管仍有痉挛，可用25％罂粟碱溶液或杜冷丁溶液纱布包绕痉挛的血管。如仍无效果，可用生理盐水在痉挛段行逐段加压注射，使其扩张。

或切除痉挛段血管行直接吻合或血管移植。

(4)如为血管挫伤或断裂,应行血管修复术,其中包括直接缝合、血管移植等。在局部处理的同时,应积极应用抗凝药物、血管扩张药物及抗感染药物等。注意观察末梢血液循环情况,即皮肤温度、颜色及毛细血管充盈情况,纠正贫血,补充血容量。亦可根据中医辨证选用升脉注射液、丹参注射液等。

第三节　神经损伤

一、损伤类型

1.神经传导功能障碍

神经轴索及鞘膜均无明显损伤,有时发现有局限性失髓鞘改变。常见于轻微的损害,如神经轻度牵拉,短时间中等程度压迫等,临床表现为运动功能障碍显著,感觉丧失不完全,肌肉麻痹,但并不萎缩,电刺激反应和正常相似,有麻木感,但无明确的感觉消失范围,自主神经影响不大。可持续数小时至数月,以后逐渐恢复功能。

2.神经轴索断裂

神经轴索断裂而神经鞘膜仍完整,常见于牵拉、局部长时间压迫等损伤。临床表现为运动和感觉功能障碍。这类损伤一般不需要手术治疗,可因断裂的轴索再生,并沿原路长入末梢而自行恢复功能。但有时需要做神经松解术。

3.神经断裂

神经完全断裂或两断端间有瘢痕组织相连,自行恢复可能性小,需手术治疗。

二、诊断

临床检查是诊断神经损伤的主要手段,根据不同神经损伤后特有的症状、体征,结合外伤史、解剖关系和特殊检查,一般可判明受伤的神经和大致平面。肌电图检查也有助于诊断。

1.肢体姿态

不同的神经损伤,可造成肢体不同的典型畸形。有时根据肢体的畸形就可提示为某种神经的损伤。例如尺神经损伤,可引起“爪状指”畸形,而桡神经和腓总神经损伤,可分别引起垂腕或垂足畸形。

2.运动功能障碍

神经损伤后,其支配的肌肉即麻痹,可根据肌肉麻痹的程度和范围,判断神经损伤的范围、程度及水平。在检查某一肌肉功能时，应注意其他肌肉的补偿功能作用或假象，以免混淆诊断。

3.感觉功能障碍

神经损伤后，它所支配区域的皮肤感觉发生障碍。由于感觉神经在皮肤上的分布区有一定的重叠，因此，检查时应特别注意各神经的单一分布区的感觉变化。如正中神经的单一分布区为示指、中指远端一节半手指，而尺神经的单一分布区在小指远端一节半手指。

4.自主神经功能障碍

分布到皮肤的自主神经纤维，主要控制汗腺的分泌和皮肤血管的舒缩。神经损伤后，神经支配区皮肤干燥、发热、发红，持续 2 周左右，皮肤逐渐变凉，皮肤皱纹变平，光滑发亮，有时脱屑，指甲变弯曲。

5.反射的变化

神经损伤后，该神经所支配的肌肉腱反射消失。

6.神经本身的变化

神经损伤后，触诊时可有触痛，常暗示神经为部分损伤。晚期神经断端可触及肿块并有压痛，常是假性神经瘤。

7.肌电图检查

可帮助与脊髓前角细胞病变、肌病、癔病等的鉴别诊断，并可帮助确定周围神经损伤范围、程度，观察神经修复的情况及功能恢复情况。

三、治疗

1.闭合性神经损伤的处理

大多数为牵拉伤引起的神经传导功能障碍或轴索断裂，因此，一般不需要早期手术探查。观察神经功能有无恢复，以神经纤维的生长速度，平均每天 1～2mm 来计算。伤后的时间已超过神经损伤部位至其最近支配肌肉的距离所需要的时间，而该肌肉仍无神经功能恢复时，则应尽早进行神经探查术。观察期间，肢体应积极进行主动与被动关节功能锻炼。麻痹的肢体应用外固定或支架维持在功能位，以防发生关节畸形。

2.开放性神经损伤的处理

①神经锐器伤或锋利骨片所伤时，断端多较整齐，可行早期修复；②神经撕裂时，如伤口污染不严重，彻底清创，骨折内固定后，可将神经一期修复；污染严重者，可行二期修复；③火器伤所致骨折合并神经损伤时，不宜行早期神经手术。

3.功能重建

对一些不能恢复的神经损伤，可在骨折愈合后行肌腱移位或关节手术来改进功能。如桡神经损伤时，可将旋前圆肌、桡侧腕屈肌或掌长肌及尺侧腕屈肌转移，以恢复伸腕、伸拇及伸指功能。

另外，神经损伤后还应积极给予神经营养类药治疗，以加速神经功能恢复。

第四节　创伤性休克

创伤性休克是指机体遭受到严重创伤的刺激和组织损害，通过“血管—神经”反射所引起的以微循环障碍为特征的急性循环功能不全，以及由此导致组织器官血流灌注不足、缺氧和内脏损害的综合征。常由严重骨折和内脏损伤引起急性失血所致。

【病因病机】

创伤性休克与大出血、体液渗出、剧烈疼痛、恐惧、组织坏死分解产物的吸收和创伤感染等一切导致机体神经、循环、内分泌与代谢等生理功能紊乱的因素有关。

1.失血

创伤导致出血引起血流灌注不足。正常成人每千克体重平均存血 75mL，总血量为 4500～5000mL。引起休克的失血量因年龄、性别、健康状况和失血的速度而有所不同。一般来讲，一次突然失血量不超过总血量的 15%(约 750mL)时，机体通过神经体液的调节，可代偿性地维持血压于正常范围，此时如能迅速有效地止血、输液或输血等，可防止休克的发生；当失血量达到总血量的 25%(约 1250mL)时，有效循环血量减少，微循环灌注不足，全身组织和器官的氧代谢障碍，即发生轻度休克；当失血量达到总血量的 35%(约 1750mL)时，即为中度休克；当失血量达到总血量的 45%(约 2250mL)时，为重度休克。

2.神经内分泌功能紊乱

严重创伤和伴随发生的症状，如疼痛、恐惧、焦虑与寒冷等，这些刺激强烈而持续时，可扩散到皮质下中枢而影响神经内分泌功能，导致反射性血管舒缩功能紊乱，末梢循环障碍而发生休克。末梢循环障碍还可致器官严重缺血缺氧，组织细胞变性坏死，引起器官功能不全，严重者可发生多器官衰竭，使休克加重。

3.组织破坏

严重的挤压伤，可导致局部组织缺血和组织细胞坏死。当压力解除后，由于局部毛细血管破裂和通透性增高，可导致大量出血、血浆渗出和组织水肿，有效循环血量下降，局部组织缺血；同时由于组织水肿，影响局部血液循环，使细胞氧代谢障碍加重，加速了组织细胞坏死的进程。组织细胞坏死后，释放出大量的酸性代谢产物和钾、磷等物质，引起酸碱平衡和电解质紊乱。其中，某些活性物质可破坏血管通透性和舒缩功能，使血浆大量渗入组织间隙中，造成有效循环量进一步下降，导致休克的发生或加重休克的程度。

4.细菌毒素作用

由于创伤继发严重感染，细菌产生大量的内、外毒素，这些毒素进入血液循环，均可引起中毒反应，并通过血管舒缩中枢或内分泌系统，直接或间接地作用于周围血管，使周围血管阻力发生改变，小动脉和毛细血管循环障碍，有效循环血量减少，动脉压下降，导致中毒性休克产生。另外，毒素还可直接损害组织与增加毛细血管通透性，造成血浆的丢失，加重创伤性休克的程度。

休克按病理过程可分为休克代偿期、休克失代偿期（代偿衰竭期）和休克晚期（严重期）3 个阶段。如休克不能及时纠正，常可产生弥散性毛细血管内凝血（DIC）现象，使微循环衰竭更加严重。延髓生命中枢长时间缺氧，患者随时都有呼吸和心脏停搏的危险；肾、心、肺等都可因缺血、缺氧造成严重损害而出现功能衰竭，致使休克的抢救困难，预后亦差。

【诊断要点】

1.病史

创伤性休克均有较严重的外伤史，如高速撞击、高处坠落、机器绞伤、重物打击、火器伤等。搜集病史时还要注意出血量、感染情况与受伤时寒冷、恐惧、疲乏及饥饿等不利因素，结合伤者的年龄和平时的健康状况，估计休克发生的可能性和程度。

2.临床表现

休克的临床表现与其严重程度有关。①意识与表情：轻度休克，脑缺氧较轻，患者表现为兴奋、烦躁、焦虑或激动。随着休克程度的加重，脑组织缺氧更加严重，患者的表现由表情淡漠或意识模糊到神志不清与昏迷等。但也有少数患者意识丧失的程度与休克程度不一致，即休克程度重而意识丧失的程度轻，诊断时易被忽略，应高度警惕。②皮肤：苍白，出现斑状阴影，四肢湿冷，口唇发绀，大多数肤温低于正常。③脉搏：虚细而数，按压稍重即失，脉率在 100～120 次/分以上，当出现心力衰竭时，脉搏变慢且微细。④血压：在休克代偿期，血压波动不大，随着休克加重，势必出现血压降低。血压开始降低时主要表现为收缩压降低，舒张压升高，脉压差减小，脉搏增快。血压下降超过基础血压的 30%，脉压差低于 30mmHg 时，要考虑休克的发生。⑤呼吸:休克患者常有呼吸困难和发绀。早期代谢性酸中毒时,呼吸深而快;严重代谢性酸中毒时,呼吸深而慢;发生呼吸衰竭或心力衰竭时,出现严重呼吸困难。⑥尿量:是内脏血液灌注量的一个重要标志,尿量减少是休克早期的征象。若每小时尿量少于 25mL,常提示肾脏血液灌注量不足,有休克存在。⑦中心静脉压:正常值是 5～12cmH_2O,当出现休克与血容量不足时,中心静脉压可降低。⑧甲皱微循环:显微装置下观察甲皱处毛细血管变化,可发现血流变慢,血色变紫,血管床模糊,严重时可出现红细胞凝集,血流不均,最后可见血管内微血栓形成。

3.实验室检查

判断休克的程度和发展情况,可做血常规与其他检查等。①血红蛋白及血细胞比容测定:两项指标升高,常提示血液浓缩,血容量不足。动态观察这两项指标的变化,以指导补充液体的种类和数量。②尿常规、比重和酸碱度测定:可反映肾脏功能的情况,必要时可进一步做二氧化碳结合力及非蛋白氮的测定。③电解质测定:可发现钠及其他电解质丢失的情况,由于细胞损伤累及细胞膜,可出现高钾低钠血症。④血小板计数、凝血酶原时间和纤维蛋白原含量测定:如三项全部异常则说明休克可能已进入弥散性血管内凝血(DIC)阶段。⑤血儿茶酚胺和乳酸浓度测定:休克时其浓度均可升高,指标越高,预后越不佳。⑥血气分析:动脉血氧分压降低至 30mmHg 时,组织进入无氧状态。另外,动脉血二氧化碳分压、静脉血气和 pH 的测定与动脉血相对照,可表明组织对氧的利用情况。

4.心电图

休克时常因心肌缺氧而导致心律失常,严重缺氧时可出现局灶性心肌梗死,常表现为 QRS 波异常、ST 段降低和 T 波倒置。

5.辨证分型

创伤性休克归属于“脱证”范畴,临床上分为气脱、血脱、亡阴、亡阳 4 种类型。

(1)气脱:创伤后突然神色颓变,面色苍白,口唇发绀,汗出肢冷,胸闷气憋,呼吸微弱,舌质淡,脉虚细或结代无力。

(2)血脱:头晕眼花,面色苍白,四肢厥冷,心悸,舌质淡白,脉细数无力或芤。

(3)亡阴:烦躁,口渴唇燥,汗少而黏,呼吸气粗,舌质红干,脉虚细数无力。

(4)亡阳:肢厥冷,汗出如珠,呼吸微弱,舌质淡润,脉细欲绝。

【治疗】

创伤性休克的救治原则为消除创伤的不利因素影响,弥补由于创伤所造成的机体代谢紊乱,调整机体的反应,动员机体的潜在功能以对抗休克。采取中西医结合的综合措施，可提高救治创伤性休克的成功率。

1.积极抢救生命

救护的步骤是：止血、包扎、妥善地固定，采用正确的搬运方法及时转送；同时应维护伤员的呼吸道通畅，及时救治心跳与呼吸骤停及创伤昏迷等危急重症患者，积极补充与恢复血容量，防治低血容量性休克。

2.消除病因

找出创伤性休克的原发病因，积极地进行有针对性的治疗。导致创伤性休克最主要的原因是活动性大出血及其并发的神经、循环、内分泌和代谢等生理功能紊乱，故首要任务是进行有效的止血。

对下腹部、骨盆和下肢创伤大出血及收缩压低于 100mmHg 者，可使用抗休克裤进行加压止血，将下半身的血液驱至上半身，以增加和保证心脑的血液供应。对脏器损伤出血，则需在大量输血、输液的同时，积极准备手术探查止血。同时可根据创伤性出血的表现和性质，内服止血中药十灰散、云南白药及注射卡巴克络、酚酸乙胺、氨甲苯酸等。

3.补充与恢复血容量

在止血的情况下补充与恢复血容量是治疗创伤性休克的根本措施。

(1)全血：创伤失血严重者，改善贫血和组织缺氧特别重要。全血具有携氧能力，为其他任何液体所不能代替。紧急时可动脉输入 300～600mL 新鲜全血，以后再逐渐补足。

(2)血浆：可提高有效循环量，维持胶体渗透压，如鲜血浆、干冻血浆等均可选用。

(3)右旋糖酐：可提高血浆胶体渗透压。中分子右旋糖酐输入后 12h 体内尚存 40%，为较理想的血液增量剂。低分子右旋糖酐排泄较快，4～6h 内就失去了增量作用，它能降低血液黏稠度，减少血管内阻力而改善循环，还能吸附于红细胞和血小板表面，防止凝集。一般用量为 24h 以内不超过 1000mL 为宜。

(4)葡萄糖和晶体液：葡萄糖能提供热量，但不能单独大量使用，在紧急情况下，可先用 50%的葡萄糖 60～100mL 静脉注射，以暂时增强心肌收缩力和提高血压。晶体溶液可供给电解质，如乳酸钠、复方氯化钠或生理盐水均可选用。

补液的速度和补液量的指标，要根据伤员的实际情况结合测定中心静脉压确定。当中心静脉压低于 5cmH_2O 时，被认为是血容量不足，需加速输液；高于 12cmH_2O 时，则被认为是心肌功能不全，需减慢和控制输液。

经过输血、输液补充血容量之后，如休克情况未能改善，则应考虑是否存在潜在的活动性出血、代谢性酸中毒、细菌感染、心肺功能不全或DIC因素，并立即予以正确处理。

4.血管活性药物的应用

血管活性药物能直接改变血管状态而影响血管阻力，从而改变血压，进而改善与恢复组织器官的血液灌注。但这类药物应在血容量补足之后，休克状态仍不见改善时用。

(1)血管扩张剂：主要作用为解除小血管痉挛，改善组织灌注与缺氧状况，使休克好转。临床上常用的血管扩张剂有三类：第一类，α受体阻滞药，如酚妥拉明、酚苄明等；第二类，β受体兴奋剂，包括异丙肾上腺素、多巴胺、美芬丁胺(恢压敏)；第三类，胆碱能神经阻滞制剂，如阿托品、山莨菪碱等。

(2)血管收缩剂：具有收缩周围血管、增加外周阻力而升高血压的作用。如应用时间过长，则可增加心脏负担，加重组织器官灌注不良与肾衰竭，因此只有在血容量已补充足，各种措施效果不显著；或在紧急情况下，一时无全血及其代用品时，为保证心脑不缺氧，可短时间、小剂量使用，以维持血压在一定水平。常用的有去甲肾上腺素、甲氧明(美速克新命)、间羟胺(阿拉明)等。

目前临床上多倾向于以多巴胺为主，联合其他药物进行治疗。

5.纠正电解质和酸碱度的紊乱

由于休克引起组织缺氧必然导致代谢性酸中毒，尤其是微循环障碍得到纠正后，存聚在微循环中的无氧代谢产物进入到全身血循环中，加重酸中毒。而酸中毒可加重休克和阻碍其他治疗，故纠正电解质和酸碱度的紊乱是治疗休克的主要方法之一。对于严重创伤者可先静脉滴注5%的碳酸氢钠200mL；对已进入休克状态者，应根据二氧化碳结合力和电解质(尤其是钾离子)的测定结果，计算选用碳酸氢钠等碱性缓冲液的用量。使用时先用所需总量的一半，以后再根据具体情况使用。

纠正酸中毒应首选碳酸氢钠，碱性缓冲液的使用可用下列公式计算：[正常二氧化碳结合力(mmol/L)－测得二氧化碳结合力(mmol/L)]×0.3×体重(kg)＝所需碱性缓冲液(mmol)。①正常二氧化碳结合力一般以27mmol/L计算。②0.3×体重(kg)，代表细胞外液量。③每克缓冲液所含毫摩(mmol)数值：碳酸氢钠1g＝12mmol。

6.防治并发症

心、肺、肾功能的衰竭常常是休克的并发症，故在治疗创伤性休克时，应及早考虑到内脏功能衰竭的防治。

(1)心功能的维护:①改善心率,增强心肌收缩力。使用洋地黄制剂,指征为中心静脉压高而动脉压低;经补足血容量和液体并使用血管扩张药后休克仍不能纠正。②纠正心律失常。改善心肌缺氧,纠正酸碱度和电解质紊乱,保持呼吸道通畅,给氧,改善微循环,补充血容量是纠正心律失常的重要措施。

(2)肺功能的维护:①注意呼吸道通畅,清除分泌物。②给氧,若动脉血氧分压低于80mmHg,可通过鼻管或面罩给氧。③人工辅助呼吸,进行性低氧血症,临床表现为呼吸急促、发绀、意识障碍,应及时使用呼吸机进行人工辅助呼吸。④呼吸兴奋剂应用,可选用尼可刹米(可拉明)、洛贝林(山梗菜碱)、二甲弗林(回苏灵)等。

(3)肾功能的维护与肾衰竭的治疗:急性肾衰竭是创伤严重的并发症之一。肾缺血可降低肾功能和损害肾组织,创伤产生的大量肌红蛋白、血红蛋白游离和影响血管的介质及因子也会损伤肾,因此抗休克一定要积极防治肾衰竭。肾功能的维护:①严重休克患者应插置导尿管,记录每小时尿量。②纠正低血容量及低血压,改善肾血流量。③若心排血量及血压正常而尿少,可使用利尿剂,如20%甘露醇溶液、呋塞米(速尿)等。④根据伤情和二氧化碳结合力及电解质的测定结果,使用碳酸氢钠碱化尿液。⑤尽量少用使肾血管收缩的去甲肾上腺素和间羟胺等药物。若经上述处理仍不能增加排尿量,说明已发生肾实质性损害,应按肾衰竭处理,及早进行透析疗法。

(4)DIC的防治:不能大量输入血浆,避免提高血液的黏稠度;必要时可用前列腺环素(PGI_2)改善微循环,用抗凝血质Ⅲ减少血栓。

(5)防治感染:常规进行抗感染治疗。有开放性创伤者应进行清创引流,已感染者有针对性地抗感染,包括脓液的细菌培养和药敏试验等。

7.中医疗法

(1)中药辨证施治:气脱宜补气固脱,急用独参汤;血脱宜补血益气固脱,用当归补血汤加减:亡阴宜益气养阴,用生脉饮加减;亡阳宜温阳固脱,用四逆汤和参附汤加减。

(2)针灸:通过针刺和艾灸行气活血,通络止痛,回阳固脱,调整阴阳,达到抗休克的目的。常选用涌泉、足三里、血海、水沟为主穴,内关、太冲、百会为配穴,昏迷则加十宣,呼吸困难加素髎。艾灸选择大敦、隐白、三阴交、百会、神阙、气海、关元等穴,以悬灸为主,尽量接近皮肤而不烫为度,或在针具的体柄上灸。

8.其他治疗

(1)患者平卧,保持安静,避免过多的搬动,注意保温和防暑。

(2)适当给予止痛剂,能口服者可选用七厘散、云南白药等。除颅脑、腹部、呼吸道损伤外，可考虑用强镇痛剂止痛。

(3)保持呼吸道通畅，消除口鼻咽部异物。清醒患者鼓励咳痰，排出呼吸道分泌物。昏迷患者头应偏向一侧，并用舌钳将舌牵出口外。根据病情，置鼻咽管或气管插管吸氧，必要时行气管切开，以吸除其分泌物，避免阻塞。

(4)根据具体情况，可适当使用激素和能量合剂，激素使用时间不超过48h。

参考文献

[1]沈霖,卫小春,杨艳萍.中西医结合骨伤科学[M].北京:科学出版社,2016.

[2]钟远鸣,米琨,许建文.骨科中西医结合诊疗手册[M].北京:化学工业出版社,2015.

[3]刘波.中西医结合骨伤康复学[M].成都:四川大学出版社,2011.

[4]仇湘中.骨伤科中西医诊疗套餐[M].北京:人民军医出版社,2013.

[5]张永华.常见内科疾病中西医结合诊疗思路[M].北京:中医古籍出版社,2010.

[6]施红.中西医临床医学概论[M].北京:人民卫生出版社,2012.

[7]刘献祥,林燕萍.中西医结合骨伤科学[M].北京:科学出版社,2011.

[8]方尚志,方欣.腰腿痛的中西医结合治疗[M].杭州:浙江科技出版社,2014.

[9]陈安民,李锋.骨科疾病诊疗指南[M].北京:科学出版社,2013.

[10]杨君礼.骨科诊疗图解[M].北京:人民军医出版社,2014.

[11]李光胜.新编实用骨科诊疗学[M].北京:科技文献出版社,2013.

[12]彭昊,钟俊,李皓桓.骨科伤病诊断治疗技巧[M].北京:人民军医出版社,2012.

[13]邱贵兴.骨科诊疗常规[M].北京:中国医药科技出版社,2012.

[14]厉晶萍,闵晓俊,张琛.从骨科疾病的治疗谈中西医结合的发展思路[J].中国中医骨伤科杂志,2017,25(08):72－73＋76.

[15]杨卫国.中西医结合治疗创伤骨科疾病疗效观察[J].临床医学研究与实践,2017,2(16):72－73.